암 치유 면역력의 놀라운 힘

암 치유
면역력의
놀라운 힘

내과 전문의 **장석원** 지음

암 환자를 위한 **암 치유 길잡이!**

ⓤ 중앙생활사

독일의 속담 중에 "가시 없는 장미는 없다"라는 말이 있다. 가시 없는 장미가 없듯, 슬픔 없는 인생도 없다.

우리는 살아가는 동안 여러 차례 위기를 맞기도 하는데, 그중에서 암은 절체절명의 위기일 것이다. 암 진단을 받으면 자신의 미래가 어떻게 될지 알 수 없기 때문이다. 게다가 암 진단을 받기 전까지는 건강했던 사람이라면, 그런 일이 일어날 것이라고 생각하지도 않았을 테니 그만큼 받아들이기도 힘들 것이다.

필자는 이런 고통스러운 상황에 직면한 환자를 대하는 의사로서, 환자의 진료 기록을 꼼꼼히 읽고 환자가 궁금해하는 내용에 대해 자세하게 설명하며, 그동안 치료받으며 겪은 어려움에 대해 이야기를 나누고 최선의 치료법을 선택하도록 도움을 주려 노력한다.

하지만 환자들은 이미 여러 치료를 받으며 몸이 만신창이가 되어 회복이 힘들 거라는 절망감으로 치료를 미루기도 한다. 또 병원과 의사를 믿고 수술과 힘든 항암 치료를 견뎠는데도 재발되거나 전이되면, 자신을 치료했던 의사를 원망하고 신뢰하려 하지 않는다.

더구나 지푸라기라도 잡는 심정으로 필자의 병원을 찾아왔지만, 큰 병원도 아닌 작은 동네 의원에서 어떻게 암을 치료할 수 있을까 싶어서인지 믿지 않는 태도를 보이기도 한다. 이런 경우 중요한 치료 시기를 놓칠까 봐 참으로 안타깝다. 촛불도 심지가 있어야 타오를 수 있듯이, 면역력이 바닥까지 떨어지면 바라는 효과를 얻을 수 없기 때문이다.

하지만 어떤 환자는 반신반의하며 치료에 임했는데, 항암 치료를 받을 때에는 기력이 없어 늘 눕고만 싶었는데 시일이 지나니까 점점 누워 있는 시간이 줄고 일상의 집안 생활을 하는 데는 별문제가 없을 정도로 회복이 됐다고 한다. 아울러 심적으로도 안정되어 잘 자고 입맛이 돌아와서 잘 먹는 것이 신기하다고 한다. 이렇게 되면 암도 이겨낼 수 있다는 희망을 갖게 된다.

현대의학은 암을 치유하기 위해 표적 항암제, 면역 항암제 등 새로운 항암제가 지속적으로 개발되고 있으나 암세포 역시 생존을 위해 끊임없이 진화하기 때문에 새로운 항암제로도 완치하기가 쉽지 않다. 적극적인 면역 치료 등은 항암제의 부작용을 줄임으로써 항암 치료의 효과를 높일 수 있다. 또 종양을 휴면 상태로 유지하여 암의 진행을 억제할 수 있다. 면역요법은 효과가 뛰어나고 부작용이 거의 없다.

또한 면역요법은 활성화된 면역세포가 암을 공격하는 것이기 때문에 근본적인 치유력을 키워 모든 종류의 암에 적용 가능하다. 면역력이 바닥까지 떨어져 극도로 몸이 쇠약해지고 생존 기간이 얼마 남지 않은 아주 특수한 경우를 제외하고 효율성의 차이가 있을 뿐 면역요법은 모두 도움이 된다.

필자를 찾아오는 대부분의 환자는 암이 다른 장기로 퍼져 적절한 치료를 하더라도 궁극적으로는 나빠지기 때문에 대학병원에서 항암제 외에는 더 이상 해줄 게 없는 경우나 병원과 의사를 믿고 수술과 힘든 항암 치료를 받았음에도 재발과 전이라는 참담한 결과로 절망에 빠진 환자들이다.

필자는 진인사대천명(盡人事待天命)의 심정으로 환자의 면역력을 증진시키기 위해 최선을 다해 치료에 임한다. 뿐만 아니라 환자에게 암을 이겨내줄 것을 간절히 소망하는 마음을 담아 암에 대처하는 다음의 3가지 방법을 이야기해준다.

첫째, 산천지이(山川之異)하라.

환경을 바꾸면 운명도 바뀐다는 뜻인데, 암 진단 이전의 몸과 환경을 완전히 바꾸라는 뜻이다. 암은 세포의 병이고 유전자의 병이다. 최근에 밝혀진 후성유전학에 의하면, 환경에 의해 유전자는 평생 바뀐다. 깨끗한 공기, 맑은 물, 음식, 운동 그리고 명상 등은 유전자에 영향을 주고 암세포를 정상세포로 바꿀 수 있다. 환경을 바꾸면 유전자도 바뀌고 암도 없앨 수 있다. 잘못된 식습관, 생활습관을 바꿔야 한다.

둘째, 그 분야의 전문가를 찾아라.

의사는 환자에게 절대적으로 필요한 아군이다. 환자가 적극적으로 암 치료에 임할 수 있도록 잘 이끌어주고 도와줄 수 있는 주치의를 만나는 게 좋다. 오랜 세월을 거쳐 지식과 경험이 많은 의사를 믿고 의사에게 의지함으로써 험난한 암 치료 과정에 도움을 받을 필요가 있다.

셋째, 마음을 다스리고 규칙적인 생활을 하라.

이를 위해서 다음의 2가지 생활수칙을 권한다.

첫 번째는 마음 수행이다.

《명심보감》에 다음과 같은 글이 있다.

인무백세인(人無百歲人) 인간은 백세까지 사는 사람이 없는데
왕작천년계(枉作千年計) 공연히 천년 계획을 세운다.

누구나 때가 되면 죽는다. 죽음이 임박해오는데도 여러 가지 일에 대한 애착과 집착으로 살아가다 아쉬움만 남긴 채 떠난다. 그집착과 나를 내려놓으면 마음이 안정되고 평정심을 찾을 수 있다.

우리는 태어날 때부터 병과 싸워 이길 수 있는 면역력을 가지고 태어나지만, 나이가 들면서 면역력은 점점 떨어진다. 면역력을 키우려면, 하루에 3분만 마음을 한곳에 집중해보자. 집중할수록 마음이 안정되고 면역력이 강화된다. 마음은 유전자와 연결되어 있어서 신체에 영향력을 행사하는데, 한곳에 집중된 정신력은 유전자를 변화시켜 암세포를 정상세포로 되돌릴 수 있다. 이렇듯 마음 수행은 병든 몸을 건강한 몸으로 만든다.

두 번째는 생활 수행이다.

규칙적인 생활습관을 들이는 것이 생활 수행의 출발이다. 충분

한 수면, 건강한 식사, 규칙적인 운동이 기본이다. 취침은 되도록 밤 10시 전에 하는 것이 좋다. 충분한 수면은 내 몸의 피로를 회복할 시간을 주기 때문이다.

한편, 식사는 밥알 하나마저 꼭꼭 씹어 먹는다. 물도 10번 정도 씹어서 삼킨다. 나이가 들수록 깨무는 횟수를 늘리면 그만큼 뇌운동이 되어 치매 예방도 되며, 위장을 비롯한 모든 내장이 편안해진다. 따라서 영양분이 전신에 잘 보급되어 건강해진다. 그러나 지나치게 꼭꼭 씹으면 치아에 무리가 갈 수 있으므로 조심해서 오래 씹는 것이 좋다. 이러한 식습관은 건강의 친구다.

병원에서 포기한 환자들 중에 말기 암을 극복한 경우도 간혹 있다. 극소수이지만 그들이 암을 어떻게 극복했는지 상식적으로는 설명되지 않지만, 병이 나은 것이다. 그렇다면 이들에게는 어떤 공통점이 있을까? 그것은 환자가 마음을 비우고, 희망을 가지며, 자기관리를 철저히 했다는 것이다. 아주 평범해 보이지만, 그만큼 몸과 마음의 관리가 중요하다.

암을 치료하는 과정에서 갖가지 아픔과 쓰라림을 겪게 되지만, 이러한 고난에 절망하지 않아야 회복의 길로 접어들 수 있다. 몸과 마음을 회복하는 생활 수행을 꾸준히 하면 내 몸에서 기적이 일어난다. 꼭 이를 실천하여 병고의 기나긴 터널을 지나고 있는 많은 환우들이 건강을 회복하길 진심으로 바란다.

끝으로 이 책의 출판을 기꺼이 맡아준 중앙생활사 김용주 대표님의 성실한 노고에 깊은 감사를 드린다.

충민내과의원 원장

내과 전문의 장석원

| 차례 |

1장 암과 암 줄기세포

2장 암(종양) 표지자

3장 암에 대한 이해

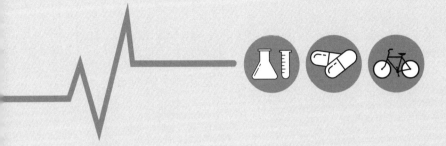

1장

암과 암 줄기세포

암이란?

 암을 늦게 발견하더라도 암에 대해 알고 내 몸에 대해 잘 알아야 암을 이겨낼 수 있다. 암이 나에게 어떻게 왔는지, 현재 상태는 어떠한지를 정확히 알아야 대처할 수 있는 것이다.

 대부분의 환자는 의사의 판단에만 의존한다. 그 후 일어나는 모든 결과는 자신의 책임인데도 말이다. 그렇다고 의사의 말을 듣지 말라는 이야기는 아니다. 자신의 상태를 정확히 알고 암에 대한 지식을 바탕으로 의사와 상의한다면 자신에게 적절한 치료 방법을 찾을 수 있다는 말이다. 의료진과 지식을 공유하며 같이 치료하려 노력한다면 더 나은 결과를 만들어낼 수 있다. 그러기 위해서는 스스로 공부해서 누구보다 잘 알아야 한다. 그래야 후회가 없을 것이다.

암은 왜 생길까?

우리 몸을 이루고 있는 약 60조 개의 세포는 동일한 목적과 사명을 가지고 매일 규칙을 지키며 질서 정연하게 살아간다. 이 상태가 유지될 때 우리 몸이 건강한 것이고, 이 질서가 깨진 것이 암이다. 정상세포는 모두 암세포로 변할 가능성이 있다. 따라서 남녀노소에 상관없이 우리 몸의 어느 곳에서나 암이 발생할 수 있다. 암은 우리 몸을 이루고 있는 약 60조 개의 세포 중 단 1개의 이상세포로부터 시작되는 세포의 병이다.

정상세포는 반드시 일정한 질서와 조화를 이루며, 수명을 다할 때까지 분열, 증식, 사멸을 되풀이함으로써 몸의 건강을 유지한다. 그러나 암세포는 정상세포의 성질에서 벗어나 사멸하지 않고 무제한 증식함으로써 생명을 위협한다. 이처럼 암세포는 죽지 않고 끊임없이 자라는 것이 특징이다. 그뿐만 아니라 혈액이나 림프액을 타고 여기저기로 퍼지는 능력이 있다. 이렇듯 무제한으로 증식하고 전이하는 악성종양을 총체적으로 암(癌)이라 하며, 암은 암세포 덩어리로 되어 있다.

정상적인 세포의 분열, 증식, 사멸(죽음) 등은 세포 내 유전자에 의해 조절되는데, 이를 조절하는 데 중요한 역할을 하는 세포 내 유전자에 이상이 생겨 이들을 통제하지 못할 때 암세포가 발생한다.

암 발생과 관련된 유전자는 암 유전자(oncogene), 암 억제 유전자(tumor suppressor gene), DNA 손상 복구 유전자 등 3가지가 있다. 그렇다면 이 3가지 유전자와 암 발생은 어떤 관계가 있을까?

첫째, 암 유전자는 정상세포의 성장과 분화에 관여하는데, 돌연변이에 의해 암 유전자가 활성화되면 발암 과정이 촉진된다.

둘째, 암 억제 유전자는 정상세포의 분열, 증식을 억제하며 세포의 죽음을 유도하는 유전자인데, 돌연변이에 의해 암 억제 유전자가 비활성화되면 암이 발생한다.

정상적인 조직은 이 두 유전자가 균형을 이뤄 조절하며 성장한다. 그런데 두 유전자의 균형이 깨어질 때, 즉 암 유전자의 기능이 강해지거나 암 억제 유전자의 기능이 줄어들면 암이 발생한다.

셋째, DNA 손상 복구 유전자는 DNA가 손상되었을 때 이를 수리하는 유전자인데, 이 유전자가 고장 나서 손상된 DNA를 수리하지 못할 때 암이 발생한다.

우리 몸에서는 하루에 10^{11}개의 세포가 새로 생기는데, 이론적으로 10^6개 세포 중 1개의 돌연변이 세포가 발생한다고 한다. 하루에도 이렇게 많은 돌연변이 세포가 생성되는데 암세포가 되지 않는 이유는 단일 돌연변이만으로는 암이 발생하는 데 충분하지 않기 때문이다.

자연스러운 생명 영위 과정에서 생긴 돌연변이 세포가 각종 오염, 공해, 담배 연기, 방사선, 식품 속의 발암물질 등 여러 환경 요인에 의해 유전자 손상을 입어 암세포로 변할 수 있다. 이처럼 돌연변이 세포가 발암물질의 영향을 받으면서 여러 과정을 거치면 암세포가 된다.

유전자와 암의 관계

과학은 인류의 탄생을 진화론적으로 설명하고 있다. 원시 지구 시대에는 단세포 생명체가 살았는데, 이들이 열악한 환경에 적응하면서 다세포 생명체로 진화하고, 이러한 진화를 거듭하여 오늘날의 현생 인류가 되었다는 것이다.

우리가 살고 있는 지구상에 인류가 처음으로 나타난 것은 지금으로부터 약 300만 년 전이라고 한다. 아프리카에서 발견된 화석을 살펴보면, 최초의 인류 모습은 오늘날의 사람들보다 머리가 작고 온몸에 털이 나 있어 원숭이와 비슷하다.

두뇌 크기를 비롯해 몸의 특징이 오늘날의 인류와 거의 비슷해서 우리의 직계조상이라고 할 수 있는 호모 사피엔스 사피엔스(크로마뇽인)가 출현한 것은 약 3~4만 년 전 구석기시대라고 한다.

석기시대 유전자와 현대의 식습관이 암을 일으킨다

인류의 몸은 기본적으로 3~4만 년 전 오늘날의 인간과 같은 초기 직계조상이 나타났을 때 그 당시에 먹던 음식물을 토대로 해서 만들어진 것이다. 그 당시에는 수로 야채 뿌리부디 줄기, 잎사귀, 열매 등을 먹었다.

농사를 짓기 시작한 약 2만 년 전부터는 곡류도 먹게 되었다. 그 전에는 곡류가 없었는데, 이때부터 점차 먹는 것이 달라졌다. 패스트푸드가 등장했고, 멀리 수송해야 했기에 음식을 장기 보존하기 위해 방부제 등 많은 첨가물을 집어넣게 되었으며, 맛을 위해 기름과 당분을 많이 쓰게 되었다.

우리가 흔히 게놈이라 부르는 유전체(genome)는 유전자(gene)와 염색체(chromosome)를 합친 용어로, 인간의 게놈은 DNA를 구성하는 30억 쌍의 염기로 이루어져 있다. DNA는 이중나선구조로 세포핵 안에 매우 조밀하게 실타래처럼 구겨 넣어져 있다. DNA는 배열에 따라 또 다른 유전 물질인 RNA로 변환되어 여러 가지 생리 기능을 하는 단백질을 만든다. 이 단백질에 의해 유전자가 발현되기도 한다.

과학자들은 DNA의 염기 배열이 생명현상을 이해할 수 있는 생명의 설계도라고 여겼다. 따라서 1990년도에 인간 게놈의 DNA 염기 서열을 모두 분석하겠다는 인간 게놈 프로젝트가 야심차게 시작되어 2001년에 완료되었다.

그 결과, 인간의 유전자는 약 35,000개 정도로 매우 적고, 사람의 유전자 구조가 침팬지나 초파리와 매우 유사하다는 사실을 알게 되었다. 또한 동양인과 서양인, 흑인의 유전자 염기 서열의 차이는 0.1%에 불과하다는 사실도 밝혀졌다. 인간 게놈 프로젝트는 유전자 지도를 통해 유전자 하나하나가 어떤 기능을 하는지 예측할 수 있게 해준, 진일보한 연구 결과다.

유전자 지도를 이용해 30억 쌍의 염기에 흩어져 있는 각 유전자의 기능을 밝혀내면, 그동안 신비하게만 여겨졌던 각종 생명현상을 단계별로 설명할 수 있다. 그리고 당뇨병, 치매, 유전 질환이나 암과 같은 난치병의 원인을 유전자 수준에서 설명할 수 있으며, 질병이 발생하기 전에 유전자 진단을 통해 미리 질병을 예측할 수 있고, 진단에 따라 유전자 치료도 가능해진다.

우리의 유전자는 옛날 그대로다. 유전자가 변하려면 굉장히 오랜 세월이 걸린다고 한다. 그런데 현대인의 식습관은 너무도 빠르게 변했다. 우리의 식습관이 서구화된 것은 20년 정도밖에 되지 않는다. 유전자는 변하지 않았는데 식습관만 변한 셈이다. 그러나 우리 몸의 유전자는 현대인의 식습관을 따라가지 못하고 과거의 자연스러운 음식을 원한다. 즉, 몸은 석기시대인데, 몸이 원하지 않는 현대 사회의 새로운 환경과 음식에 노출되어 있는 것이다.

인체가 가지고 있는 기술로는 어떻게 할 수 없는 물질들이 우리 몸 안으로 들어오는 것이므로, 몸이 감당할 수 없다. 이와 같은 환경에 지속적으로 노출되면 몸이 이상하게 변해 질병을 일으킨다. 몸이 원하지 않는 음식, 생활 습관 등으로 인해 현대인의 환경적 요인과 몸의 유전자가 마찰을 일으켜 암으로 나타나는 것이 아닌가 싶다.

그렇지만 극단적으로 채소와 과일에 치우친 식생활을 하라는 것은 아니다. 먹고 싶은 것은 먹되, 골고루 균형 잡힌 식생활을 하라는 것이다. 한쪽에 치우친 식습관은 오히려 건강에 해가 되니 골고루 먹어야 한다.

돌연변이에 의한 암세포화

암을 연구하는 의학자들에게도 암은 여전히 수수께끼이며, 암의 원인을 모두 이해하기는 매우 어렵다.

정상세포가 암세포로 변하는 것은 유전자의 형질 변환 때문이다. 그래서 암은 유전자의 병이라고 한다. 그러나 한 개의 암 유전자 또는 암 억제 유전자의 변화가 단독으로 암을 일으키는 것은 아니며, 정상세포가 암세포로 변화하기 위해서는 긴 시간에 걸쳐 여러 개의 암 관련 유전자들의 변화가 누적되어야 한다.

유전자의 돌연변이는 어떻게 일어날까?

사람의 유전자는 23쌍의 염색체로 이루어져 있으며, 총 30억

개의 쌍을 이루는 염기로 구성되어 있다. 우리 인체의 정상세포는 일생 끊임없이 세포분열을 하며, 그때마다 30억 쌍이나 되는 DNA 염기 서열을 똑같이 복제하여 자손 DNA를 만들어낸다. 세포 분열을 할 때마다 이렇게 긴 DNA를 복제하다 보면 복제 실수에 의해 우연히 돌연변이 세포가 발생할 수 있다. 그렇게 자연적으로 돌연변이 세포가 빈번하게 생긴다면 암뿐만 아니라 신체의 이상이 여기저기에서 나타나야 할 것이다.

그런데 실제로 정상세포의 암세포화는 흔하게 일어나지 않는다. 돌연변이가 일어났다고 해도 모두 암으로 이어지지 않는다는 말이다. 그 이유는 무엇일까?

첫째, 세포는 휴지기 상태에서 성장하여 분열하고, 다시 성장하는 연속적인 과정을 되풀이하여 증식한다. 뇌나 근육과 같이 분열 증식 능력이 없는 휴지기의 세포는 돌연변이가 일어나기 어려워서 암이 생기기 어렵다. 그러나 위, 대장, 간, 유방 세포 등은 항상 분열과 증식을 반복하는 세포로, 이러한 세포에서 돌연변이가 일어나기 쉬우며 암이 되기도 쉽다. 따라서 이런 장기에서 암이 잘 생기는 것이다.

둘째, 유전자에 돌연변이가 일어났더라도 복구하는 유전자에 의해 수리되어 정상세포로 돌아간다. 복구되지 못할 정도로 심하게 손상된다면 세포 자살 프로그램이 작동하여 결국 사멸하게 된다. 그렇기에 세포가 돌연변이를 일으켰다 해도 암세포로 이어지기가 쉽지 않다.

암세포는 돌연변이에 의해 새롭게 탄생한 세포다. 그리고 암은 돌연변이 세포의 손상받은 유전자에 변이가 축적되어 생긴다. 이것이 현재까지 밝혀진 암의 발생 원인이다.

그렇다면 무엇이 유전자의 돌연변이를 일으킬까? 발암물질이다. 정상 유전자가 발암물질에 지속적으로 노출되면 발암물질이 염색체에 달라붙어 유전자가 변이를 일으키게 되고, 암도 발생하게 된다.

담배 속의 각종 발암물질이 폐암을 비롯해 구강, 식도, 췌장, 방광암 등을 일으킨다. 담배를 피우지는 않지만 담배 연기가 많은 환경에 지속적으로 노출되어 간접흡연을 하게 된다면 위험하다. 한편, 자동차 배기가스와 공장 매연에 포함된 벤조피렌(benzopyrene)은 대표적인 발암물질이다. 또한 작업 환경에서 노출될 수 있는 중금속은 특정 암을 일으킨다. 살충제에 들어 있는 비소나 카드뮴, 페인트의 납과 일회용 제품(호일, 캔 음료)의 알루미늄 등은 해로운 중금속이다.

유전자가 화약이라면 발암물질은 도화선의 역할을 한다. 따라서 유전자에 손상을 일으키는 발암물질을 피하는 것이 암 발생을 줄이는 방법이 될 수 있다. 그리고 암을 일으키는 것은 화학적 발암물질 이외에도 공해, 방사선 등 수없이 많다.

암 예방을 위해서는 가능한 한 발암물질이 체내에 들어오지 않도록 하는 것이 최선이다. 그래서 중요한 것이 식생활이다. 식품과 함께 여러 화학물질이 입을 통해 체내로 들어오기 때문이다. 햄이나 소시지 등을 가공할 때 붉은색을 내기 위해 사용되는 질산염은 위 속에서 아질산으로 변한 후 아민과 결합하여 니트로소아민을 생성한다. 니트로소아민은 단백질이나 지방질을 고열로 가열할 때 생기는 물질로, 숯처럼 검게 탄 부분에 다량 존재하는 각종 이종환식 아민(heterocyclic amine)과 더불어 위암을 일으키는 대표적인 암 개시 인자다.

그런데 발암물질이 바로 암을 일으키는 것은 아니고, 수십 년에 걸쳐 정상세포가 암세포로 변하는 여러 과정을 거쳐 암이 발생하므로 너무 민감하게 받아들일 필요는 없다. 그렇다고 해도 발암물질에 반복적으로 노출되는 것은 피해야 한다. 유전자가 손상될 기회를 줄임으로써 암을 예방하거나 암 발생을 어느 정도 늦출 수 있을 것으로 생각되기 때문이다.

지금까지의 연구 결과를 보더라도 일상생활에서 암의 원인이

될 만한 것을 가능한 한 제거한다면 암을 예방할 수 있다. 평소 금연하고, 저지방인 현미 자연식과 채식 위주의 식이요법을 하도록 신경 쓰고, 규칙적으로 운동하고, 적절한 체중을 유지하며 발암물질 노출을 줄인다면 암을 피할 수 있다.

그러므로 내가 먹은 음식이 나를 만든다는 생각을 가져야 한다. 내가 마신 물 한 모금도 내 몸에 영향을 미친다. 암의 발병에 영향을 주는 요소들은 많지만, 그중에서도 음식의 위험성이 높다. 좋은 식습관과 생활 습관을 실제로 생활에 적용하는 사람과 그렇지 않은 사람의 차이는 확연하다. 무엇보다도 균형 잡힌 식생활을 잊지 말아야 한다.

암의 모습

암세포는 증식만 한다. 시간이 경과하면서 무한히 증식하고 점차 다른 장기로 전이하여 끝내는 생체를 제물로 삼고 만다. 그리고 생체를 제물로 만들면 자기 자신도 죽는다는 것을 알아차리지 못한다.

우리 몸에 있는 모든 세포는 수정란에서 출발한다. 난자와 정자가 만나서 생긴 1개의 수정란이 계속 분열을 해서 세포 수가 늘어나는 것을 증식이라고 한다. 그 후에 배반포라고 하는 포배(blastula, 胞胚) 상태가 되는데, 배반포의 안쪽에는 내세포괴(inner cell mass)라고 하는 세포 덩어리가 있다. 배반포 내에 있는 내세포괴의 세포들이 배아 줄기세포로, 이 세포들이 세포분열과 분화를 거쳐 태아의 모든 장기 세포를 만든다.

즉, 수정란은 분열과 증식을 하고, 분화할 수 있는 세포들을 만든다. 그다음에 분화되면 그때부터 고유의 기능을 수행한다. 그래서 간 줄기세포는 간세포를 만들고, 심장 줄기세포는 심장 세포를 만들고, 신경 줄기세포에서는 신경세포가 만들어진다.

그러다가 수명이 다하면 노화가 일어나 세포자살로 이어진다.

무엇이 암세포일까?

암세포는 분화되지 않고 무한정 증식하기만 하는 세포다. 1개의 수정란이 분열·증식하고 배아 줄기세포에서 분화가 일어나며 노화가 일어나 세포자살로 이어지는 모든 과정은 유전자에 의해 조절되는데, 이것이 깨지면 암세포가 된다. 다시 말해, 증식 조절에 문제가 있는 세포를 암세포라 한다. 그러므로 분화를 일으킬 수 있는 물질이 있으면 암세포의 증식을 멈출 수 있다.

세포가 수명을 다하고 죽으면 암세포가 되지 않는다. 그러나 암세포는 정상세포와 달리 무한정 증식하는 특징을 갖고 있다. 즉, 죽지 않는 불멸의 세포로, 영원히 분열할 수 있는 능력이 있다. 암세포는 분열할 수 있는 신호가 계속 가는 것이고, 정상세포에는 이것을 억제하는 기전이 있다.

암세포만의 특징을 살펴보면 다음과 같다.

첫째, 세포의 성장은 세포핵 내 유전자의 신호 전달에 의해 조절되는데, 암세포는 증식 억제 신호에 무감각하여 조절되지 않는다. 그래서 무한정 증식만 한다.

둘째, 세포는 수명을 다하면 노화되어 자멸사해야 하는데, 자멸사를 회피하는 불멸의 세포가 암세포다.

셋째, 지속적으로 혈관을 생성한다. 암세포가 성장하고 전이하기 위해서는 암 조직에 영양분을 공급할 수 있는 새로운 혈관이 필요하기 때문이다.

넷째, 조직 침습과 전이를 한다. 어느 장기에 생긴 암 조직에서 암세포가 떨어져 나와 주위 조직을 뚫고 혈관으로 파고들어가 혈액을 타고 이동하다가, 다시 혈관을 뚫고 자기가 원하는 장기에 도달하여 뿌리를 내리고 새롭게 증식하는 것이 전이다. 한 가지 장기에 국한된 암은 수술하여 메스로 도려내거나 방사선으로 태워버리면 되지만, 이미 여기저기에 퍼진 암을 모두 없애기는 어렵다. 전이된 암세포로 인해 암이 재발하므로 근치가 어렵고, 암세포가 퍼져 치명적인 장기에 전이되면 암 환자가 사망할 가능성이 높다. 이렇듯 암세포는 혈관 안팎으로 너무나 쉽게 들어왔다 나갈 수 있는 전이 능력이 있다.

다섯째, 산소가 없는 저산소(hypoxia) 환경에서 자란다. 저산소 구역에 있는 암세포에서는 암 줄기세포 발현 유전자가 작동하여 암 줄기세포가 만들어진다. 암 줄기세포는 새로운 암세포를 만들고, 암세포에서 혈관내피성장인자(VEGF)가 분비되어 새로운 혈관을 형성하면 암 조직에 영양을 공급하여 암 덩어리가 커진다.

이 과정을 반복하면서 종양은 덩치를 키워 암 세력을 넓혀서 인체를 지배하게 된다.

생체리듬과 암

사람의 몸에는 일종의 시계 같은 것이 있어서 인체의 생체리듬을 주관하는데, 이를 생체시계(bio-clock)라고 한다. 생체시계는 낮과 밤의 주기에 따라 몸에 변화를 일으키는 생물학적인 시계로, 단세포 생물, 다세포 생물뿐만 아니라 지구상의 모든 생물은 생체시계를 가지고 있다. 체내 생체시계는 태양의 움직임과 수많은 자연환경에 적응하며 진화한 결과로, 우리 신체 내에서 움직이는 시계와 같다.

생체시계는 24시간 주기 리듬(circadian rhythm)에 따라 체온, 혈압, 호르몬 분비, 대사 등 생리적인 현상을 조절한다. 모든 생물체는 24시간을 주기로 일정하게 움직이는 리듬이 있다. 예를 들어 식물의 경우 24시간 동안 어두운 암실에 넣어두어도 기공이 하루 주기로 열리고 닫히는데, 24시간 동안 인공적으로 빛을 쬐어도 마찬가지다. 이를 통해 식물도 내부적 요소에 의해 생체리듬이 조절되고 있음을 알 수 있다. 이와 마찬가지로 사람도 식물처럼 생체리듬이 있다.

생체리듬은 자전하는 지구에 맞춰 일정한 주기로 생체에 나타나는 현상이다. 저녁 9시 무렵부터 자정까지는 수면 유지 호르몬인 멜라토닌이 분비되어 깊은 잠에 빠지게 한다. 0시부터 새벽 3시까지는 멜라토닌 분비가 최고에 이르러 깊은 수면 상태를 유지하고, 새벽 3시부터 6시까지는 체온이 가장 낮아진다. 새벽에는 체온이 낮아져 한기를 느끼므로 보온에 신경 써야 한다.

오전 6시쯤 기상을 준비할 때면 스트레스에 대항하는 스테로이드 호르몬인 코티솔이 분비되기 시작하고, 오전 6시부터 9시 사이에 혈압이 가장 빠르게 상승한다. 따라서 기상 무렵에는 심장이 불안정해져 뇌졸중이나 심장병 발작이 일어날 수 있으므로 심혈관 질환이 있다면 각별히 주의해야 한다. 아침 일찍 일어나 산책하는 사람들도 많은데, 신선한 새벽 공기를 마시는 것은 좋긴 하지만 추운 겨울에는 갑작스럽게 혈압이 상승해서 문제가 생길 수 있으므로 노인이나 환자는 피하는 것이 좋다.

오전 9시부터 정오까지는 정신이 가장 맑은 상태이므로 이때 중요한 일을 하는 것이 좋다. 정오부터 오후 6시까지는 신체 활동하기에 가장 좋은 시간이므로 운동하기에 적합하다. 오후 6시 쯤 되면 체온이 높아지고, 오후 6시부터 9시 사이에 혈압이 최고 에 이른다.

이렇듯 하루 24시간 태양의 주기에 따라 몸은 빛을 감지하여 호르몬 분비를 조절하기 때문에 밤엔 졸리고 아침엔 깬다. 빛이 감소하는 밤엔 수면 유도 호르몬이 나오고, 해가 뜨는 아침엔 스트레스 대항 호르몬이 분비되기 때문이다. 사람도 식물처럼 태양주기의 영향을 받기 때문에, 태양주기에 따라 살아간다.

현대인에게 암이 많이 발생하는 까닭

이와 같이 일정하게 바뀌는 리듬에 맞춰 규칙적으로 생활하는 사람은 건강을 유지한다. 그런데 현대인들은 체내 생체시계를 거슬러 태양주기와 다르게 사는 탓에 건강을 해치곤 한다. 사람의 생체리듬은 낮에 활동하고 밤에는 잠자는 데 익숙해져 있으므로, 생체시계가 불규칙하게 돌아갈 경우 생체리듬이 깨져 몸에 문제 가 발생할 수 있다. 현대인이 앓고 있는 질병의 근본적인 원인은 24시간 생체주기의 혼란 때문이다. 인체에서 일정하게 돌아가는 생물학적 주기가 무너지면서 질병으로 나타나는 것이다. 이는 생체리듬을 무시하고 사는 현대인에게 몸이 보내는 경고다.

예를 들면 야간 근무자는 밤에 일하고 낮에 잠을 자는데, 생체 시계 리듬이 교란될 가능성이 높다. 그 결과, 수면장애, 만성피로, 두통, 무기력증, 우울증에 시달리거나 심하면 암과 같은 치명적인 질환이 발생할 수도 있다. 낮과 밤이 바뀌면 위액 분비의 리듬을 파괴해 위장 질환에 걸릴 수 있고, 각종 내분비계 질환에도 노출될 가능성이 크다. 밤에는 빛에 시달리고 낮에 자면 가수면 상태가 되어 수면장애를 유발한다. 수면장애는 일상생활에 심각한 지장을 줄 뿐 아니라 각종 신체적 질환과 불안장애, 우울증과 같은 정신적 질환까지 유발할 수 있다. 실제로 야간 근무 여성의 유방암 발생률이 상대적으로 높다는 연구 결과도 있다.

그 이유로는 첫째, 활동해야 할 낮 시간에 잠을 자게 되면 멜라토닌 분비량이 부족해 인체 면역 시스템에 악영향을 미쳐 암이 발생할 확률이 높아진다. 둘째, 유전자인 DNA가 손상받아 손상된 DNA가 복구되지 않으면 DNA 복제 과정 중에 돌연변이가 일어나고 시간이 지남에 따라 유전자 변이가 축적되어 암세포가 생긴다. 야간 근무가 손상된 DNA를 복구하는 능력을 떨어뜨려 암을 일으킬 수 있다는 것이다.

그래서 2007년 세계보건기구(WHO) 산하 국제암연구소(IARC)는 생체리듬을 교란하는 야간 근무를 발암 요인으로 지정했다. 장기간 석면에 노출된 노동자에서 폐암이 발생하는 것처럼, 장기간 야간 근무를 한 사람도 암에 걸릴 수 있다는 것이다.

한편, 2017년 노벨 생리의학상은 생체시계의 비밀을 푼 메인대학교의 제프리 홀 교수, 브랜다이스대학의 마이클 로스배시 교수, 록펠러대학의 마이클 영 교수 등 미국 과학자 3명에게 주어졌다. 이들은 24시간 주기에 따라 몸에 변화를 일으키는 생체시계 유전자와 그 기능을 발견했다. 생체리듬에 따라 생물학적 리듬을 조절하는 유전자를 사과즙파리에서 찾아내어, 사람의 몸도 정해진 생체리듬에 따라 작동한다는 사실을 과학적으로 입증한 것이다. 장거리 비행을 하거나 야근을 하면 새로 바뀐 시간에 적응하지 못하고 피곤하거나 졸린 것도 생체시계의 영향 때문이다.

인체는 원래부터 자연의 법칙에 순응하도록 설계되었다. 유전자 설계도가 그렇게 만들어졌기 때문이다. 그래서 인체는 낮에는 태양을 보며 활동하고, 밤에는 쉬며 잠을 자길 원한다. 자정을 넘겨 잠을 자면 다음 날 평소보다 피곤하게 느껴질 때가 있는데, 자정을 넘기면 지구는 그만큼 더 자전하여 아주 먼 상공에서는 태양이 뜨고 있기 때문이다. 그렇기에 생체시계도 움직여 생체리듬의 변화가 일어나는 것이다.

생체리듬과 실생활이 어긋나면 제일 먼저 피곤 현상이 나타난다. 피곤 현상은 졸림을 유발하고 이어서 수면장애가 생긴다. 수면장애는 일상생활에 심각한 지장을 줄 뿐 아니라, 각종 신체적 질환과 불안장애, 우울증과 같은 정신적 질환, 심혈관 질환을 일으킬 수 있다. 연구 결과 때문만이 아니더라도, 자신의 건강을 지키기 위해 규칙적인 생활을 해야 한다.

증상이 아무리 미미해도 잘못된 생활 습관에 원인이 있다는 것을 깨달아야 한다. 인체의 병은 자동차가 고장난 것과는 다르므로, 잘못된 곳을 고치면 된다고 생각하면 안 된다. 내 몸의 병이 어떻게 해서 생긴 것인지 반성할 필요가 있고, 순간순간마다 어떻게 살아왔는지 스스로 되짚어봐야 한다.

그러므로 병이 생긴 근원을 다스리지 않고 약만 먹어서는 회복할 수 없다. 일시적으로 나은 것 같아도 같은 생활을 반복하면 또 같은 증상이 생기기 마련이다. 따라서 나의 생활에서 원인을 찾아 잘못된 부분을 개선해야만 회복할 수 있고 자연 치유력도 생긴다. 병이 생겼을 때 병이 낫는 것은 약이 아니라 스스로 병을 이겨내는 자연 치유력 덕택이다.

밥은 한두 끼 굶을 수 있지만, 잠은 하루라도 자지 않으면 견딜

수 없다. 인간은 수면을 통해 소비한 에너지를 보충함으로써 생명
을 유지한다. 잠이 보약이라는 말도 그래서 나온 것이다. 건강을
유지하거나 회복하기 위해서는 자연에 순응하여 살아가야 한다.
극기 훈련 하듯이 몸을 혹사해서는 안 된다.

암을 바라보는 새로운 시각

고대에 우리 선조들은 해가 지면 캄캄한 밤하늘에 반짝이는 별을 쳐다보며 달빛을 불빛 삼아 정담을 나누었다. 그들은 하늘 저 멀리 수많은 별의 집단인 은하계가 있다는 사실을 몰랐을 것이다. 그런데 수많은 별의 집단인 은하계는 돌고 있고, 그 안에 있는 별들뿐만 아니라 지구도 자전하며 태양 주위를 공전한다. 우주의 어느 한 별도 멋대로 움직이지 않으며 정확한 시스템의 조절을 받는다.

우리는 매일 시간과 더불어, 시간 속에서 산다. 그러면서도 시간이 어떻게 생겨났는지 별 관심이 없다. 하루를 24시간이라고 하고, 지구가 한 번 자전하는 데 걸리는 시간을 24등분하여 1시간으로 정했다. 그리고 지구가 태양의 주위를 한 번 공전하는 데 365일이 걸린다는 사실을 발견하고 1년으로 정했다. 밤하늘의 별만 바라보지 않고 그 별이 담긴 우주에 대한 관심이 시간의 발명으로 연결된 것이다.

옛날에는 지구가 평평하다고 생각했지만, 수평선 너머로 배가 사라지는 것을 보다가 왜 배가 사라질까 의심을 품은 사람이 지구가 둥글다는 사실을 알아냈다. 갈 수 없기에 볼 수 없었던 우주도 우주선을 타고 가서 볼 수 있고, 맨눈으로는 보이지 않던 세포의 세계도 현미경으로 볼 수 있다. 이 모든 것은 없던 사실이 아니라 이미 있던 것을 새롭게 보아 찾아낸 결과다. 몰랐던 사실을 찾아내면 새로운 발견이라고 한다.

세포를 들여다볼 수 있는 과학의 발달로 모든 세포의 세포막에는 물질을 받아들이는 입구와 출구가 있다는 사실도 알게 되었다. 혈액을 타고 도는 당분은 세포 속에 들어가야 에너지를 만들 수 있다. 당분이 세포 속으로 들어가려면 세포의 입구가 열려야 한다. 그런데 정상인은 세포의 입구가 열려 당분이 세포 내로 들어갈 수 있지만, 당뇨 환자는 당분이 세포 내로 들어가지 못하고 혈액을 따라 돌다 과잉이 되어 오줌을 타고 나간다. 에너지로 이용되어야 할 당분이 소변으로 빠져나가니 당뇨 환자는 늘 피곤하다.

암도 마찬가지다. 암 치료 후 10년간 재발 없이 지내다가도 어느 날 갑자기 전이된 부위가 발견되면서 아주 빠르게 전신으로 퍼지는 경우가 있다. 암 치료 후에 암 덩어리가 없어졌는데 어떻게 전이가 일어날까 의심을 품은 과학자에 의해 암 줄기세포가 발견되었다. 암 덩어리를 이루는 암세포 중에 증식할 수 있는 능력이 있는 세포가 별도로 존재한다는 가설로부터 암 줄기세포의 존재가 입증된 것이다.

이 같은 사실은 과연 무엇을 의미할까? 잘사는 나라는 잘사는 이유가 있다. 못사는 나라도 역시 못사는 이유가 있다. 마찬가지로 암에 항암제가 듣지 않는 이유가 있고, 암이 전이를 일으키는 이유가 있는 법이다. 이를 밝히려면 해가 뜬다는 표현을 지구가 돈다는 관점에서 보는 사고의 전환이 필요하다. 우리 주위의 모든 사물을 새로운 시각에서 다시 볼 필요가 있다. 암도 마찬가지다.

줄기세포와 암 줄기세포

우리 몸은 방어기전이 있기 때문에 발암물질이 있다고 해서 모두 암세포가 되는 건 아니며, 암세포가 생겼다고 해서 모두 암이 되는 것도 아니다. 그러나 일단 암세포가 되면 정상세포와는 다른 특성을 보여, 다른 세포의 경계를 침범하지 않는 일반 세포와 달리 주변 세포를 잠식하면서 성장·분열하기 시작한다.

이렇게 암세포가 영역을 넓혀 덩어리가 된 것이 '종양'이다. 그런데 종양을 이루는 암세포들은 균일하지 않고 형태나 유전적 특징이 매우 이질적이다. 즉, 종양 덩어리는 다양한 형태의 암세포로 이루어진 것이다. 어떤 조직에서든 각각의 구성원에게는 고유한 임무가 있고, 위계질서가 있듯이 암 덩어리 내에서도 각각의 암세포는 고유한 역할을 하는데, 암 조직 내에서 대장 역할을 하는 암세포가 암 줄기세포다. 종양 덩어리를 이루는 암세포들 중 종양을 생성할 수 있는 능력을 지닌 세포가 따로 있는데, 그 세포가 암 줄기세포인 것이다.

인간 배아 줄기세포 연구는 21세기 생명공학의 꽃이라고 불린다. 줄기세포는 몸 안의 다른 세포와 다른 특징이 있다. 줄기세포는 스스로 분열하고 증식하는 능력이 있으며, 항상 미분화 상태를 유지하고, 조건이 주어지면 특정 세포로 분화하여 기능을 수행할 수 있다. 다시 말해, 자기 재생 능력을 지니고 있으며, 인간의 몸을 구성하는 모든 조직의 세포로 분화할 수 있는 능력을 지닌 세포다.

줄기세포는 배아 줄기세포와 성체 줄기세포로 크게 나눌 수 있다. 줄기세포의 활동은 배아 발달 시기에 가장 왕성한데, 난자와 정자가 결합한 후 며칠 되지 않은 수정란의 경우 뇌, 심장, 간 등 어떤 세포로도 분화할 수 있는 능력이 있다. 이 세포들을 배아 줄기세포라고 한다. 배아 줄기세포는 분열·증식과 분화를 반복해 태아의 여러 장기로 분화한다.

수정 후 3~5일 된 상실배기(Morula stage, 桑實胚期) 배아 내부에는 내세포괴로 불리는 30~40개의 세포가 있는데, 이 세포가 증식하고 수백만 개의 세포로 분화하여 위, 심장, 폐, 뼈, 피부 등 태아의 몸을 만든다. 실험실에서 일정한 조건하에 배아 줄기세포를 배양

하면 분화되지 않은 상태를 유지하다가, 배아 줄기세포가 자라도록 방치하면 배아 모양의 세포 덩어리를 형성하며 분화하기 시작한다. 과학자들은 배아 줄기세포를 특정 세포로 분화시켜 질병 치료에 이용한다. 예를 들어 인간의 배아 줄기세포를 실험실에서 인슐린을 분비하는 췌장 세포로 분화시킨 후 당뇨병 환자에게 이식하면 당뇨병을 치료할 수 있는 길이 열릴 것으로 기대하고 있다. 이렇듯 배아 줄기세포는 몸을 구성하는 모든 종류의 세포로 분화할 수 있어 전분화능(全分化能)을 가지고 있다고 말한다.

성체 줄기세포는 조직이나 기관의 분화된 세포들 사이에서 발견되는 미분화 세포다. 뇌나 골수, 피부 등 이미 성장한 사람의 신체조직에 있는 줄기세포로, 구체적 장기의 세포로 분화되기 직전의 원시세포다. 배아 줄기세포처럼 자기 스스로 증식할 수 있으며, 특수한 기능을 가진 세포로 분화할 수 있다.

예를 들어 혈구세포를 끊임없이 만드는 골수세포가 성체 줄기세포다. 몸속의 피는 한 번 만들어지면 끝이 아니라 수명이 있어서, 혈액 내의 적혈구와 백혈구 등은 계속 파괴되고 골수에서 새로운 혈구들을 계속 만들어낸다. 특히 백혈구는 과립구(호중구, 호산구, 호염기구), 단핵구, 림프구와 같이 다양한 종류가 있지만, 전능하지 않다. 모든 장기세포로 분화되지는 않지만, 여러 가지 세포로는 분화된다는 말이다. 성체 줄기세포의 주된 역할은 성숙한 조직 내에 아주 소량 존재하면서 조직이나 기관의 세포를 유지하고, 손상된 세포가 있으면 치료하는 것이다. 다시 말해, 배아 줄기세포는 모든 세포로 분화할 수 있고, 성체 줄기세포는 특정 세포로만 분화한다는 특징이 있다고 할 수 있다.

배아 줄기세포와 성체 줄기세포 중간쯤 되는 것이 태반 줄기세포다. 아기를 출산한 후 잘라낸 태반에도 줄기세포가 있는데, 이를 오랜 기간 보존하면 나중에 아이가 성장한 후 병이 생겼을 때 이 줄기세포를 가지고 치료에 이용할 수 있다.

암세포는 미분화 상태를 유지하고 있어서 특정 기능을 갖는 세포로 분화되지 않는다. 따라서 암은 세포가 비정상적으로 분열만 하고 무한정 증식하는 질병이다. 암세포는 태아의 발생 초기 수정란이 배반포가 되기 전에 분열·증식만을 거듭하는 양상과 매우 유사하다. 배반포가 형성되면 특정 기능을 갖는 세포로 분화된다. 따라서 분열·증식만이 가능한 미분화된 암세포를 특정 기능을 수행할 수 있는 세포로 분화시킬 수 있다면 암세포를 정상세포로 되돌릴 수 있을 것이다.

암 줄기세포의 발견

암 줄기세포는 종양을 생성할 수 있는 능력을 가진 세포를 말하는데, 정상적인 줄기세포와 마찬가지로 모든 세포형을 만들 수 있다. 암 줄기세포는 암 조직의 1% 내외다.

암 줄기세포는 1997년 존 딕 박사가 최초로 발견했다. 백혈병에서 암 줄기세포의 존재가 밝혀진 이래, 2000년 초부터 유방암, 뇌종양, 대장암, 전립선암, 흑색종에서도 암 줄기세포의 존재를 확인했다. 현재는 거의 모든 암 종에 암 줄기세포가 있다는 것을 발견했다.

그렇다면 암 줄기세포는 암에서 어떠한 역할을 하는가? 가장 쉽게 설명하자면 개미나 벌 집단에서 여왕개미, 여왕벌 같은 역할을 한다. 여왕벌만이 벌 조직의 구성원인 새끼 벌을 만들어낼 수 있고, 여왕벌이 만들어낸 새끼들은 성장하면서 각각 고유한 역할을 하는 구성원이 된다. 일반 벌을 죽여서는 벌 집단이 파괴되지 않지만, 여왕벌을 제거하면 벌 집단이 무너진다. 이와 마찬가지로 암 줄기세포도 암 덩어리에 존재하는 일부의 세포로, 암 줄기세포를 제거하면 암이 완전히 치료될 수 있다.

암 줄기세포는 암 덩어리 내의 어디에 존재할까?

여왕벌은 먹는 것 자체도 일벌과 달라서, 일평생 일벌이 입에서 뿜어주는 로열젤리만 먹는다. 또 평생 알만 낳고 종족을 번식하며 살아간다. 따라서 여왕벌은 벌집에서도 가장 깊은 곳에서 주위의 다른 일벌들로부터 보호받으며 산다. 이와 마찬가지로 암 줄기세포도 암 덩어리 내에서 일반 암이 존재하는 곳이 아닌 아주 특별한 부위에 있다.

암 줄기세포는 암 덩어리 내에서도 어디에 있을까? 암 줄기세포가 존재하는 미세 환경을 니치(niche)라고 하는데, 새의 알이 담긴 새의 둥지를 가리킨다. 암 줄기세포에서 새의 둥지와 같은 역할을 하는 곳은 산소 농도가 낮은 부위와 혈관 주위, 그리고 정상 조직과 접한 부위로, 이곳에 암 줄기세포가 존재한다.

암세포가 만들어지면 혈관으로부터 약 150마이크로미터 범위 내에 있는 암세포에는 확산에 의해 모세혈관으로부터 산소가 공급된다. 150마이크로미터를 벗어난 지역은 저산소 구역으로, 저산소 구역의 암세포는 암 줄기세포 유전자를 발현하여 암세포가 이용하는 발효대사로만 살아가는 암 줄기세포로 변신한다. 이처럼 암세포가 저산소 지역에서 생존하기 위해 스스로 진화한 결과,

암 줄기세포가 된 것이다. 이렇듯 암세포는 정상세포는 살기 힘든 열악한 환경에서 산다. 산소와 영양 부족을 겪어야 암세포는 배아 세포 단계일 때 작동하는 유전자(Oct4, Sox2, Nanog)를 발현시켜 암 줄기세포로 바뀌는 것이다.

암 줄기세포가 되면 특정한 주위 환경의 도움을 받아 계속 유지한다. 어떠한 환경이 암 줄기세포를 도와줄까? 혈관과 주위 염증 반응이다. 따라서 혈관을 없애버리거나 염증을 제거하면 암 줄기세포는 도움을 못 받기 때문에 암 줄기세포의 생명이 유지되지 않는다.

태아 발생 과정과 암 발생 현상은 매우 유사하다

놀라운 사실 중 하나는 암 줄기세포의 형성 환경이 인간 태아의 발생 당시와 매우 흡사하다는 점이다. 태아의 발생 생리를 살펴보자. 난소에서 배란된 난자가 정자를 만나 수정되면 수정된 1개의 수정란이 60조 개의 세포로 이루어진 태아를 만들기 위해 양적으로 성장해야 하므로 곧바로 세포분열을 시작한다. 수정된 난자는 약 30시간쯤 지나면 수정란의 첫 번째 분열을 시작해서 2개로 분열된다. 이때의 분열을 난할(卵割, cleavage)이라고 한다. 수정란은 난할을 거듭하여 세포의 수가 늘어난다. 세포가 늘어나 할구를 셀 수 없는 단계가 되면 자잘한 세포들이 꽉 들어찬 산딸기 모양으로 변한다. 이 단계를 상실배(morula , 桑實胚)라 하는데, 뽕나무 열매인 오디처럼 생겼다고 해서 붙여진 이름이다. 난할이 거의 끝나는 이 단계가 지나면 분할된 세포군들은 모양을 바꿔 외측을 둘러싸는 영양층과 안쪽의 내세포괴로 나뉜다. 이를 배반포(blastocyst, 胚盤胞)라 하는데, 속이 빈 구 형태의 세포 덩어리다. 인간을 비롯한 다세포동물의 발생 초기에 난할기가 끝난 배(胚)는 아래쪽에 세포괴가 있고 위쪽은 비어 있는 공과 같은 형태인데, 이 상태가 배반포로 불리는 포배(blastula, 胞胚) 상태다. 대개 6일쯤 되면 수정란은 포배 상태가 되어 자궁벽에 착상하는데, 이것이 임신이다.

난관에서 일어나는 수정란의 세포분열을 난할이라고 하는 이유는, 수정란이 난관이라는 제한된 공간에서 세포의 숫자는 늘리되 분열이 거듭될수록 세포의 크기가 점점 작아지기 때문이다. 그러나 자궁에 착상한 수정란은 난할 형태의 분열이 아니라 덩어리(Blastomere, 할구)째 나누는 분할 과정을 거치게 된다. 이 과정을 거치고 나면 세포 하나하나가 각 장기의 세포를 만들 수 있는 능력을 지니게 된다. 즉, 배아 줄기세포가 되는 것이다.

난자와 정자가 만나 형성된 수정란은 난관을 통과해 자궁에 안착한다. 이를 착상이라 한다. 난관은 혈관 자체가 차단돼 있으니 산소가 없으며, 자궁에 착상한 후 태반이 만들어지고 혈관이 만들어져야 그때부터 산소가 들어오게 된다. 자궁에 착상한 배반포는 내세포괴(inner cell mass)와 세포영양막(trophoblast)으로 분화된다. 내세포괴는 태아가 되고, 세포영양막은 태반이 된다. 세포영양막은 배아기 때 모체의 태반을 구성하는 배반포의 외형을 형성하는 특정 세포로, 착상은 세포영양막이 태반을 만들기 위해 자궁 내막을 뚫고 들어가 산소를 찾아가는 과정이라고 할 수 있다. 엄마의 혈관을 찾아가 혈액을 통해 영양분과 산소를 공급받을 수 있는 통로를 만든다.

암에서도 이와 유사한 현상이 일어난다. 크기가 1~2밀리미터 이하로 작은 암 발생 초기에 세포 수가 많지 않을 때는 암세포는 혈관을 통한 영양 공급 없이 주위의 정상 모세혈관으로부터 확산에 의해 영양분을 공급받을 수 있기 때문에, 생존하는 데 필요한 영양분을 공급해줄 혈관이 필요 없다. 그러나 그 이상으로 암이 성장하고 전이하려면 암세포에 영양분을 공급하는 새로운 혈관이 필요하므로 암 전용의 새로운 혈관을 만든다. 이렇듯 저산소 상태에서 생존한다는 점에서 세포영양막과 암세포가 매우 유사하다는 사실을 알 수 있다. 수정란은 10개월 정도 자궁에 있으면서 오직 하나의 세포에서 여러 가지 기능을 가진 60조 개의 세포를 가진 3.4킬로그램의 완전한 인체로 자란다. 그러나 이렇게 빨리 크는 암세포는 없다. 암세포 하나가 이렇게 빨리 자란다면 살수 없을 것이다.

태아 때 작동되는 유전적 프로그램과 암세포가 가지고 있는 프로그램이 유사하므로, 태아의 발생 과정과 암의 발생 과정은 실제로 유사한 점이 많다. 수정란은 2세포기, 4세포기, 8세포기 때는 Oct4, Sox2, Nanog와 같은 배아 유전자가 발현되고, 착상 직전 배반포 배아에서는 SALL4 배아 유전자가 발현되어 분화를 억제한다. 한편 암 줄기세포는 체세포가 배아 줄기세포로 되돌아간 것과 같아서, 배아 줄기세포 때 작동되는 유전자가 발현된다. 따라서 암세포는 배아 때 발현되는 유전자를 발현하여 분화를 억제하고 끊임없이 자신을 복제하여 암세포를 생산한다.

정상적인 줄기세포가 추가적인 유전적 변이를 일으켜 암 줄기세포가 되면, 암 줄기세포로부터 유래한 분화된 세포는 암 줄기세포와 유전적으로 동일한 성질을 갖는다. 암세포를 만드는 암 줄기세포를 100% 암세포로 분화시키면 어떻게 될까? 또 암 줄기세포를 배아 줄기세포로 역분화시킬 수 있을까? 암세포는 배아에서 발현되는 배아 유전자를 다시 발현하여 분열·증식만 하고 분화가 억제되므로, 배아 유전자의 발현을 억제하면 역분화시킬 수 있다. 이렇게 해서 줄기세포의 특성을 제거하면 암 줄기세포가 분열·증식을 멈추고 암세포로 분화될 것이고, 이때 항암 치료를 병행하면 효율적으로 암을 치료할 수 있을 것으로 보인다. 암의 재발은 항암제에 죽지 않고 살아남은 암 줄기세포에 의해 일어나기 때문이다.

재발의 근원인 암 줄기세포

암 줄기세포는 암 발생 과정 중 특정 세포에서 유전자 변이가 일어나 체세포가 배아 줄기세포로 역분화된 것이다. 배아 때의 줄기세포로 역분화되었으니, 암 줄기세포가 배아세포인 셈이다.

정상 줄기세포와 암 줄기세포의 공통점은 우선 자가 복제 능력이 있다. 정상 줄기세포는 자가 복제를 통한 재생으로 개체의 장기를 일정하게 유지하는 역할을 하는데, 암 줄기세포도 종양을 증식시키는 재생 능력이 있다. 둘째, 분화 능력이 있다. 정상 줄기세포는 각 장기에 필요한 세포로 분화하며, 암 줄기세포 역시 분화하여 다양한 표현형의 이질적인 종양세포를 만든다.

그렇다면 다른 점은 무엇인가? 정상 줄기세포는 자가 조절 능력이 있지만, 암 줄기세포는 자가 조절 기능에 이상이 있다. 정상 줄기세포는 분열을 통해 줄기세포의 수를 엄격하게 조절하지만, 암 줄기세포는 이와 같은 조절 능력에 문제가 생겨 암 줄기세포의 수가 늘어난다. 암 조직 중에서도 암 줄기세포는 1~2% 정도로, 암 줄기세포만이 새로운 암 조직을 만들 수 있다. 즉, 암 줄기세포만이 종양 전파 능력이 있다. 암 줄기세포는 암세포들이 성장, 전이하면서 더욱 변이되어 악성화된다.

암 줄기세포가 암 치료에 중요하다

암 줄기세포는 다른 일반 암세포와 달리 휴지기 상태의 세포와 같이 비교적 얌전하다. 항암 치료는 암 조직 내의 모든 암세포가 분열 능력이 있다고 가정하고 치료하므로, 암세포의 양이 줄어들어 암 조직이 줄어든다. 항암제에 잘 반응하면 마치 암 조직이 사라진 것처럼 보일 수도 있다. 그러나 암 줄기세포는 휴지기에 있으므로, 세포 주기를 표적으로 하는 항암제를 피해 살아남을 수도 있다. 이처럼 항암제의 공격에 저항하여 살아남아 있다가 적절한 환경이 되면 세포 주기로 들어가 빠르게 증식하여 재발하기도 한다.

암 줄기세포는 자가 복제 능력이 있어 자기와 같은 암 줄기세포를 만들어내는 동시에 분화한 여러 암세포들을 만들어낸다. 이렇게 분화된 세포들은 암 줄기세포와 달리 자가 복제 능력이 없어서 스스로 암세포를 만들어낼 수 없다. 따라서 암 조직에는 암을 생성할 수 있는 암 줄기세포와 암을 생성할 수 있는 능력을 잃어버린 여러 종류의 세포들이 섞여 있다. 암 줄기세포는 암 덩어리 중 소수이지만 암세포를 만들어내고 대다수의 암세포들은 새로운 암세포를 만드는 능력 없이 그저 암 조직의 일부를 만들고 있을 뿐이다. 따라서 수술, 항암제, 방사선 등으로 암 줄기세포가 아닌 다른 암세포들만 없앤다면 남아 있는 암 줄기세포가 재발을 일으킬 것이다. 결국 암 치료의 목표는 암 줄기세포를 제거하는 것이다. 암 줄기세포가 제거되면 나머지 암세포들은 자가 복제 능력이 없어서 자연히 사멸할 것이다.

그런데 암 줄기세포는 기존의 항암제나 방사선 치료에 저항성이 높다. 암 줄기세포는 펌프 시스템이 잘 발달하여 항암제와 같은 독성물질이 암 줄기세포 내부로 들어와 축적되지 못하도록 세포 밖으로 퍼내는 역할을 한다. 항암제처럼 해로운 약을 도로 뱉어내서 암 줄기세포를 보호하는 것이다. 따라서 암 줄기세포는 항암제 치료에도 살아남는다. 오히려 항암 치료를 할수록 암 줄기세포의 증식은 우세해지는 경향을 보이는데, 이를 항암제에 내성을 갖게 된다고 말한다.

현재 전체 암 환자 중 30% 정도가 방사선 치료를 받는데, 고형암 내 저산소 환경과 산성 환경이 방사선 효과를 저하시키는 제일 큰 원인이다. 암세포는 산소가 충분한 경우에도 포도당의 해당 작용을 통해 젖산을 생성하는 경향이 있는데, 저산소 환경은 젖산의 형성을 더욱 촉진한다. 정상 조직의 pH는 7.3~7.5로 중성이지만, 암 속의 환경은 pH 6.5~7.0로 산성이다. 산성 환경은 세포 속의 모든 생화학적 반응을 변화시키며, 저산소 환경처럼 여러 가지 유전자 발현을 촉진한다. 그래서 저산소와 산성 환경에 있는 암세포는 방사선에 매우 강해서 방사선 치료 효과를 현저히 저하시킨다. 그 결과 방사선 치료를 해도 암이 재발된다.

방사선 치료를 하면 방사선 치료된 세포들이 죽는다고 생각하지만, 죽는 것이 아니라 노화될 뿐이다. 늙은 세포가 되면서 다양한 염증 반응 인자들이 만들어지고, 염증 반응 인자들이 여러 가지 염증세포들, 즉 대식세포, 호중구, 호염기구와 같은 염증세포들을 불러들이고 혈관도 많이 만든다. 염증세포는 여러 성장 인자들을 분비해서 방사선 치료 시 손상을 적게 받은 세포들이나 안 받은 세포에 작용해서 암 줄기세포로 바꾸어버린다.

그렇다면 방사선 치료를 받은 후 얼마 후에 이런 현상이 일어날까? 방사선을 쐰 뒤 바로 암 줄기세포가 생기는 것이 아니라, 2~3주 정도 지나면 점점 생겨난다. 재발이 일어나는 과정에서 줄기세포의 성질을 가진 세포들이 현저히 증가한다는 말이다. 따라서 항암제를 투여하거나 방사선을 조사하더라도 암 줄기세포 이외의 나머지 세포들은 잘 죽지만, 암 줄기세포는 살아남아 재발을 일으키게 된다.

암 환자 대부분은 재발과 전이로 사망하고, 그 주범이 암 줄기세포다. 그러므로 표준 치료뿐 아니라 암 줄기세포를 표적으로 하는 치료가 병행되어야 한다. 그러나 기존의 의학 체계는 재발을 체크할 뿐 막는 시스템이 아니라서 안타깝다.

암 줄기세포는 진화의 산물

진화론은 유전자가 어떤 이유로 우연히 복제 과정에서 변화(돌연변이)가 생기면 그 변화에 의해 다른 특성(형질)을 가진 후세가 태어나고, 그 후세의 변이된 특성이 생존 경쟁에 유리하다면 살아남아 새로운 종이 된다는 학설이다. 즉, 돌연변이가 있기에 진화도 가능한 셈이다.

하나의 세포만으로 이루어진 단세포 생물의 경우, 세포 하나가 생명 유지에 필요한 모든 기능을 수행한다. 원핵생물(대장균, 세균), 원생생물(아메바, 짚신벌레), 균류 등이 그에 속한다. 대개 단세포 생물은 세포분열을 통해 자신과 똑같은 단세포 생물을 만들어 개체 수를 늘린다. 이렇게 단세포 생물은 세포분열을 거듭해, 수많은 세대가 지나도 맨 처음의 단세포 생물과 똑같은 단세포 생물을 만든다. 세대가 지났지만 결국 자신과 똑같은 개체를 만들어낸 것이라 세포분열을 통해 태어난 단세포 생물은 여전히 자기 자신인 셈이다. 이런 식으로 단세포 생물은 세포분열을 해서 세대를 이어갈 수 있고, 단세포 생물 전체가 사라지지 않는 한 단세포 생물이 죽었다고 할 수 없으므로 불멸성을 지니고 있다고 말한다.

그러나 인간과 같은 다세포 생물은 정해진 수명이 있어서 필연적으로 죽음을 맞이한다. 인간의 모든 정상세포는 분열 횟수가 정해져 있어서 50~60회 정도 분열하면 더 이상 분열하지 않고 늙어 죽는다. 인간의 세포는 세포분열 횟수를 측정하여 죽는 시기를 결정하는 불가사의한 생체시계를 가지고 있는데, 염색체 양 끝에 달린 텔로미어(Telomere)라는 특수한 구조가 세포의 수명을 알려주는 시계 역할을 한다. 이 구조는 DNA가 서로 결합하는 것을 방지하여 염색체를 보호한다. 텔로(telo)는 끝을 의미하는 희랍어 telos에서, 미어(mere)는 부분을 의미하는 희랍어 meros에서 유래한 것으로, 말단 부위라는 뜻이다.

포유류의 경우, 텔로미어에 TTAGGG라는 일정한 염기배열이 2,000회 정도 반복되는데, 세포분열을 할 때마다 짧아진다. 인간의 염색체도 분열을 거듭할수록 염색체의 양쪽 끝의 텔로미어가 약간씩 짧아지고, 어느 정도 이하로 짧아지게 되면 마지막으로 세포가 죽도록 '스스로 소멸하라'는 신호를 보낸다. 그러면 세포분열이 더 이상 일어나지 않게 되어 세포의 분열은 정지되고, 결국 노화되어 죽는다.

그런데 암세포는 무제한으로 세포분열을 하며 죽음을 거부한다. 암세포는 다세포 생명체가 단세포 생물로 되돌아간 세포로 여겨진다. 발생학적으로 배아세포에서 분화되어 생성된 체세포가 태아 발생 초기인 배아세포 상태로 되돌아간 것인데, 암세포가 분열·증식만 하는 배아세포의 성질을 지니고 있는 것을 보면 진화 과정 중 일어난 퇴화일 수도 있다.

배아 때의 세포분열은 이런 분열을 조절하는 장치가 있어서 엄격하게 조절되고, 그러다가 배반포가 형성되면 특정 기능을 갖는 세포로 분화된다. 하지만 암세포는 세포분열을 억제하지 못해 무한히 증식만 하고 분화로 이어지지 못한다. 다세포 생명체에서 단세포 성질로 되돌아간 암세포를 다시 다세포 성질로 되돌릴 수 있다면 무한정 증식만 하는 암세포의 성질을 정상세포로 회복시킬 수 있을 것이다. 그러므로 무한정 분열 증식이 목적인 암세포가 특정 기능을 하는 정상세포로 분화되면 사라질 수 있다.

암 줄기세포를 만드는 환경

암세포는 암 줄기세포로 진행하기도 하고 진행되지 못하기도 한다. 이는 암세포를 둘러싼 환경 때문이다. 암 줄기세포는 오랫동안 휴지기 상태로 존재하다가, 시간이 흐르면서 종양 미세 환경의 변화에 의해 세포주기 내로 들어가 분열·증식하게 된다. 암세포가 증식하기 좋은 환경이 되어 세포주기 내로 들어가면 아주 빠른 속도로 분열하기 시작한다.

외과적 절제와 성공적인 항암 치료로 10년간 건강히 지내던 유방암 환자가 재발하여 아주 빠른 속도로 전이가 진행되는 경우가 간혹 있다. 암이 다 나은 것처럼 보였다가 재발하는 것은 동면 상태에 있던 암 줄기세포가 다시 활성화됐기 때문이다.

우리 몸의 세포는 크게 2가지 형태가 있다. 하나는 상피(Epithelium, 上皮)세포로, 다른 곳에 잘 붙어 있을 수 있고 세포 모양이 고정되어 있다. 다른 하나는 간엽(Mesenchyme, 間葉)세포로, 다른 곳에 잘 붙어 있지 않고 세포 모양이 유동적이다. 정상적인 상피세포는 세포가 자라다가 인근의 다른 세포와 접촉하면 막 단백질이 자극을 받고, 자극받은 막 단백질이 세포에 성장 억제 신호를 주어 성장을 멈추고 무한정 증식하는 것을 막아준다. 따라서 정상세포는 자라는 과정에 인근에 또 다른 세포가 있으면 더 이상 자라질 않는다.

그런데 여러 원인으로 인해 접촉에 의한 억제 기능이 상실된 것이 바로 암세포다. 일반적인 세포는 상피세포 특성을 가지고 있는데, 이것이 문제가 생겨 암세포로 바뀌면 간엽세포의 특성이 드러난다. 상피세포는 서로 묶여서 고정되어 있고, 암세포처럼 전이하려면 움직임이 자유로운 간엽세포로 전환되어야 한다. 상피세포가 암세포로 형태학적 변형을 일으키는 과정을 상피간엽이행(Epithelial to Mesenchymal transition, EMT, 上皮間葉移行)이라고 한다.

상피간엽 줄기세포는 지속적으로 염증이 일어나면 변형이 일어나 암세포로 바뀌어 암을 형성한다. 암세포 주위의 종양 미세 환경은 정상적인 세포들도 악성 암세포로 바꿀 수 있는 수많은 요인을 가지고 있다. 암 조직 내에는 암 줄기세포와 암세포가 있는데, 암 줄기세포는 주위에 있는 비종양성 세포들의 상피간엽이행을 도와 암세포로 변형시킨다. 경우에 따라서는 암 줄기세포로 변형시킬 수도 있다. 암 조직 내에서도 1~2% 정도인 원발성 암 줄기세포는 종양 주위의 미세환경을 이용하여 암이 전이되는 환경을 만들 수도 있다. 또한 저산소 부위에서는 정상 줄기세포의 분열 및 분화에 관여하는 신호에 이상이 생겨 암 줄기세포가 만들어지고, 상피간엽이행이 일어난다.

암 줄기세포가 형성되는 데에는 주변 미세환경의 변화에 따른 상호작용이 크게 관여하는데, 비정상적으로 활성화된 윈트(Wnt), 노치(Notch), 소닉헤치호그(Shh) 등 배아 줄기세포에서 발현되는 신호 전달 유전자가 작용하는 것이다. 그런데 각종 암에서 신호 전달 유전자의 돌연변이로 배아 줄기세포에서 발현되는 유전자가 비정상적으로 과발현되면, 정상 줄기세포가 암 줄기세포로 변한다.

그리고 다양한 성장 인자와 염증 반응을 일으키는 사이토카인(cytokine)이 활성되면 암 줄기세포가 아닌 세포들이 암 줄기세포로 바뀔 수 있다. 이렇게 발생된 암 줄기세포는 상황에 따라 여왕벌이 일반 벌을 만들어내듯이 암 덩어리를 만든다.

암세포와 암 미세환경의 상호작용

우리 인간은 생명 유지에 필요한 대부분의 에너지를 포도당이 분해되어 생긴 ATP로부터 얻는다. 정상세포에서 포도당은 포도당이 분해되는 10단계 해당 작용을 거쳐 피루브산(pyruvate)이 된다. 피루브산은 산소가 풍부하면 세포핵 안에 있는 미토콘드리아로 들어가 여러 효소의 도움을 받으며 TCA 회로를 작동한다. TCA 회로에서는 포도당 1분자로 총 36~38개의 ATP를 생성한다.

그런데 암세포는 정상세포와는 다른 경로로 에너지를 얻어 살아간다. 암세포는 산소가 충분히 있어도 피루브산이 젖산으로 분해되는 경로를 통해 에너지를 얻는데, 포도당이 만드는 ATP의 약 5%인 2개의 ATP가 나온다. 암세포가 무한정 증식하기 위해서는 많은 에너지가 필요한데 이런 젖산 과정에서는 소량의 에너지만을 생산하므로, 암세포는 정상세포보다 포도당을 훨씬 많이 소비해야 한다. 즉, 암세포는 굉장히 비효율적인 에너지 생산 시스템을 이용하므로, 암 조직에서는 당 분해 활성도가 정상 조직에 비해 증가된다. 산소가 있는데도 암세포가 정상세포보다 10배나 많은 포도당을 섭취하면서 젖산으로 분해되어 에너지를 만드는 현상을 와버그 효과(Warburg-Effect)라 한다.

그런데 한 환자의 몸에서도 암세포 집단은 이질적이어서 암 조직을 이루는 암세포가 여러 개가 있고, 각기 환경에 따라 다른 대사과정을 이용한다. 그러므로 와버그 효과가 일어나는 세포도 있고 역와버그 효과(reverse Warburg effect)가 일어나는 세포도 있다.

암세포 주변에는 암 관련 섬유아세포(Cancer Associated Fibroblast, CAF), 면역세포, 혈액과 림프관 등의 암 미세환경이 있는데, 이들이 전체 종양의 50% 이상을 차지하는 암 기질을 형성한다.

세포들은 생존을 위해 끊임없이 주변의 세포들과 정보를 주고받는다. 마찬가지로 암세포와 그 주변 세포들도 끊임없이 교류한다. 섬유아세포, 지방세포, 내피세포 등의 기질세포에서 높은 발현을 보이는 카베올린(Caveolin) 단백질(Cav-1, Cav-2, Cav-3)이 있는데, 이는 원형질막의 골격 단백질이다. 특히 Cav-1 감소는 암 기질의 대사 변화를 유도한다. Cav-1이 감소된 섬유아세포는 해당 과정을 유도하여 높은 에너지를 가진 부산 물질인 젖산과 케톤체 등을 생산한다. 이러한 영양 물질들이 인접한 암세포로 이동하고, 암세포 안에서 젖산과 케톤체는 TCA 회로로 들어가 ATP 생산에 기여한다. 결국 섬유아세포의 호기성 해당 과정이 인접한 암세포에 필요한 영양분을 제공해 암세포의 성장을 돕는다. 이것을 역와버그 효과라 한다.

암세포에서 생산되는 여러 성장 인자들은 암세포 주변의 정상적인 세포들에도 영향을 미쳐서, 암세포와 그 주위에 있는 면역세포, 혈관세포, 섬유세포 등에 들어가 이들을 변화시킨다. 이런 물질은 다른 암세포에 들어가 악성 성질을 전파하고, 주변의 정상세포에 영향을 미쳐서 암의 성장과 전이를 도와주는 세포로 변형시킨다. 세포 간의 소통으로 암세포가 증식하고 전이를 일으키는 것이다.

이처럼 암은 다양한 세포 외 기질로 구성된 종양 미세환경과 신호를 주고받으며 자신의 생존에 유리하게 종양 미세환경을 바꾼다. 주변 세포와의 교류는 그 주변을 전암성 병변으로 만들기도 한다. 그래서 암 수술은 암 종양뿐만 아니라 그 주변도 광범위하게 절제하는 것이 원칙이다. 육안이나 현미경으로 봤을 때 전혀 문제가 없어 보이더라도 유전적으로는 약간의 변화가 일어나고, 그것이 나중에 암으로 변화할 가능성이 높기 때문이다.

암 줄기세포를 표적으로 하는 치료

　암은 균일하지 않고 여러 세포들로 구성되어 있는데, 그중 암 줄기세포만이 암을 형성하는 능력을 지니고 있으므로 새로운 암 치료 전략이 필요하다.

　항암제는 분열·증식하는 세포에 작용하여 암세포의 증식과 성장을 억제하는 약물이다. 암세포는 정상세포에서 생겨난 것이기 때문에 세포 구조나 분열·증식이 정상세포와 같아서 항암제가 암세포와 정상세포를 구별하지 못하고 모두에게 독성을 보이는 문제점이 있다. 그 결과, 항암 치료를 받는 암 환자들은 다양한 부작용에 시달릴 수밖에 없고, 부작용 치료를 위해 더 많은 시간을 보내거나 부작용 때문에 치료를 지속할 수 없는 경우가 허다하다. 또한 항암제에 내성이 생겨 그 치료 효과에도 한계가 있다. 암세포에만 작용하는 것으로 알려진 표적 항암제 역시 부작용과 내성이 있다.

암은 환자마다 매우 다르고 한 환자의 몸에서도 암세포 집단이 이질적이어서 암세포 특징에 맞는 표적 치료를 해야 한다. 그러나 지금껏 모든 암세포를 사멸시키는 치료만 해왔다. 만일 암 줄기세포를 표적으로 하는 특이적 치료법이 개발된다면 암 환자가 치유될 가능성이 아주 높아질 것이다.

암세포를 분화시켜 정상세포로 되돌리는 천연물

NF-κB는 활성화된 T-임파구에서 나타나는 핵심 염증 반응 전사 인자다. 전사(Transcription, 轉寫)란 DNA에 존재하는 정보를 RNA로 전환하는 과정으로, 핵 안에 있는 유전자인 DNA가 단백질을 만들기 위해 RNA를 만드는 것이다. 유전자를 담고 있는 유전체는 아주 중요하므로 세포막 안의 핵 내에 잘 보호되고 있다. 그런데 전사가 이루어지면 DNA와 상보적인 구조를 가진 RNA가 만들어져 핵 밖으로 나와 특정 기능을 하는 단백질을 합성한다.

NF-κB는 대개 세포질에 존재하며 IκB와 붙어 있어 활성이 억제된 상태다. 그런데 외부에서 종양 괴사 인자(TNF-α), 활성산소

(ROS)와 같은 자극을 받게 되면 활성 저해 단백질인 $I\kappa B$와 분리되어 NF-κB가 활성화된다. 활성화된 NF-κB는 핵 내로 이동하여 특정 DNA와 결합하여 전염증성 유전자(proinflammatory gene, 前炎症性遺傳子)를 발현한다. 전염증성 유전자는 염증성 사이토카인인 IL-1 (Interleukin-1), IL-2, IL-6, IL-8, TNF-α, Cyclooxygenase-2(COX-2) 등을 만든다. 특히 간엽 줄기세포는 염증성 사이토카인인 IL-1, IL-2, IL-6, IL-8을 분비하여 지속적인 염증을 초래한다. 지속적인 염증은 간엽 줄기세포의 변형을 초래해 간엽 줄기세포가 암세포로 변하기도 한다.

NF-κB는 지속적인 염증을 초래해 정상적인 세포를 악성 암세포로 바꿀 수 있고, 암 줄기세포의 생성을 촉진시키며, 암세포가 생존하기 좋은 환경을 만든다. 또한 암세포의 전형적 대사 패턴인 혐기성 해당 반응을 촉진하고, 암세포의 성장과 증식을 지원한다. 그리고 p53 같은 암 억제 유전자를 억제하는 동시에 ras, myc와 같은 암 유전자를 활성화시킨다. 게다가 세포 사멸을 억제하는 유전자를 활성화시켜 세포가 죽지 않도록 한다. 결과적으로 NF-κB는 염증 발현과 암 줄기세포 유전자 발현 면에서 마스터 스위치와 같은 역할을 한다. 따라서 NF-κB를 억제하면 암화 과정을 예방하거나 암의 재발, 전이를 예방할 수 있을 것이다. 특히 강황의 성분인 커큐민(curcumin)은 IκB를 인산화시키는 효소인 IκB kinase를 억제함으로써 NF-κB가 핵 내로 이동하는 것을 막는다. 커큐민은 카레의 주성분이기도 하다.

상피세포가 암세포로 변형되는 상피간엽이행이 촉진되면 고정되어 있던 세포들이 분리되어 이동이 가능해진다. 상피간엽이행이 일어나면 세포 모양이 유동적이고 다른 곳에 잘 붙어 있지 않아 암 전이가 시작되는데, 암 억제 유전자 p53는 상피 간엽 전환을 상피세포로 되돌리는 마이크로 RNA를 활성화한다. 주위에서 쉽게 구할 수 있는 포도 껍질의 항산화 성분인 레스베라트롤(resveratrol), 녹차 추출물인 카테킨(epigallocatechin gallate, EGCG), 마늘의 아릴 성분(diallyl sulfide), 브로콜리의 설포라판(sulforaphane)이 p53의 가동을 도와준다.

특히 마늘과 브로콜리에 들어 있는 유황 물질은 발암물질을 제거하는 해독용 효소를 활성화시켜 발암물질을 무독화시키는 작용이 있으므로 항암 효과가 있고, 암 개시를 사전에 차단하는 작용을 한다.

재발이나 전이는 암 줄기세포가 원인이다

전통적인 암 치료법에서는 암세포를 제거하는 데 초점을 맞추었기 때문에 암 줄기세포는 치료 목표에서 상대적으로 소외되었다. 일부 암에서는 항암 치료를 통해 암세포를 어느 정도 죽여 일시적으로 효과를 볼 수 있겠지만, 소수의 암 줄기세포는 항암이나 방사선 치료에도 죽지 않고 살아남아 잠복하며, 후에 다시 재발하고 신체의 다른 부위로 전이되고 만다. 암 줄기세포는 단 한 개만 살아남아도 더욱 공격적인 악성종양 형태로 재발할 수 있다. 그러므로 암 치료는 암세포들을 죽이는 것 외에도 암 줄기세포가 다시 새로운 형태로 증식하여 더욱 심각한 문제를 일으키기 전에 완전하게 제거하는 것을 목표로 해야 한다. 만일 암 줄기세포를 완전히 사멸시킨다면 암이 완전히 제거되어 완치될 것이다.

환자 예후에 대한 통계치의 오류

암 환자를 치료할 때 완치라는 말은 쓰지 않고, 5년 생존율을 사용한다. 그 이유는 아무리 치료 성적이 좋은 암이라도 일정 비율로 재발하기 때문이다. 5년 생존율이란 암 진단을 받고 치료받은 후 5년 동안 생존해 있을 확률을 뜻하는데, 암 완치율과는 다르다. 암이 재발, 전이되었더라도 생존해 있으면 통계에 포함되므로 완치율과는 다른 개념이다.

5년 생존율은 통계일 뿐, 암은 개인별 특성이 있다. 예를 들어, 흡연자의 폐암 위험률은 비흡연자의 약 20배라고 한다. 역학 조사를 통해 흡연자 10만 명 중 폐암 발생이 약 200명, 비흡연자 10만 명 중 폐암 발생이 약 10명이라는 조사 결과를 바탕으로 산출한 수치다. 이 역학 조사를 보면 흡연자의 폐암 발생률이 확실히 높다. 그러나 바꾸어 생각해보면 흡연자이면서도 폐암에 걸리지 않은 사람은 10만 명 중 9만 9,800명이며, 비흡연자로 폐암에 걸리지 않은 사람은 9만 9,990명으로 그 차이는 1%도 안 된다. 즉, 흡연자 10만 명과 비흡연자 10만 명이 폐암에 걸리지 않을 확률은 거의 차이가 없다. 따라서 위험률과 같은 숫자는 큰 의미가 없다.

또한 같은 암이라도 예후는 좋을 수도, 나쁠 수도 있다. 환자에 따라 병리 양상이 완전히 다르기 때문에, 집단의 통계치를 개인에게 적용하면 틀릴 수 있다. 수술로 사고가 일어날 확률이 0.01%라도 사고가 일어난 당사자 입장에서는 0.01%가 아닌 100%다.

대개 암 환자나 보호자는 병기를 확인하면 5년 생존율이란 수치에 예민해진다. 환자들도 앞으로 얼마나 살 수 있는지 병의 예후에 대해 알고 싶어 한다. 대학병원에서 짧으면 6개월, 길면 1년이라고 말했다며 불안해하는 환자도 있다. 그러나 통계 수치에 매달리기보다는 생존 전략에 집중해야 한다. 실제로 병원에서 치료를 포기한 환자라도 생활 관리 등을 포함하여 다양한 노력을 통해 오랫동안 생존하는 경우도 많기 때문이다.

암은 치료 후 5년이 지나면 치유된 것으로 판정하지만, 이는 검사상에서 보이는 암세포가 없다는 의미일 뿐 암이 완전히 없어졌다고 단언할 수는 없다. 비교적 치료율이 높은 위암, 대장암도 암 치료 후 5년이 지난 후에 재발할 수도 있고, 갑상선암, 유방암

같은 경우에는 10년, 20년 후에도 재발하기 때문이다. 또 암 경험자는 2차, 3차로 암이 다른 장기에 생길 수 있어 여러 암을 겪을 수도 있다. 따라서 5년을 무사히 지나고 나면 상당히 높은 확률로 암에서 벗어났다고 할 수 있지만, 안심하지 말고 평생 관리해야 한다.

한편 통계치인 5년 생존율이 낮다고 해서 미리 절망할 필요는 없다. 5년 생존율이 10%라도 더 열심히 치료해서 10% 안에 들면 100%가 되는 것이기 때문이다. 생존율이 99%라 하더라도 내가 나머지 1%에 들어가면 아무 소용이 없다. 의학적 통계 수치도 중요하지만, 암은 개인에 따라 그 양상이 다르다는 사실을 잊어서는 안 된다. 따라서 절대 포기해서는 안 된다.

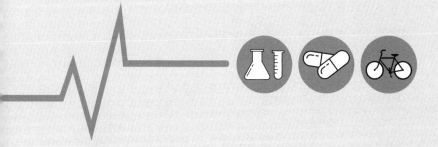

2장

암(종양) 표지자

수치로 보는 암 진단 – 암 표지자 수치

암이 증식하면서 암세포에서 분비하는 항원이나 단백질 등이 떨어져 나와 혈액으로 흘러 들어가게 된다. 따라서 암 덩어리가 있으면 이런 물질이 혈액 속에 많이 나타나므로, 혈액검사에서 그 수치가 높아지면 암이 있을 확률이 높다. 이렇듯 종양세포가 만들어내는 물질로서 암의 진단이나 추적 관찰에 지표가 되는 항원이나 종양 관련 단백질을 암(종양) 표지자라 한다. 암 표지자는 종양의 종류에 따라 다르기 때문에 종류가 많으며, 암 환자의 선별 검사, 암의 진단, 치료에 대한 효과 판정, 치료 후 재발 감시를 목적으로 임상에서 사용되고 있다.

그런데 종양 표지자는 선별 검사나 진단보다는 치료에 대한 효과 판정이나 재발을 감시하는 데 더 가치가 있다. 수술 후 반감기에 맞춰 암 표지자가 감소한다면 근치적 절제와 좋은 예후를 의미한다. 특히 수술 후 재발을 예견하는 데 도움이 되는데, 암 덩어리를 수술로 완전히 절제한 직후에는 암 표지자의 혈중 농도가 정상 범위까지 떨어진다. 그런데 수술 후 암 표지자의 혈중 농도가 수술 전과 동일하다면 암 조직이 완전히 제거되지 못했다는 뜻이다. 또 수술 직후에 징싱이었던 수치가 다시 높아지면 재발했다는 뜻이므로 정밀검사를 받아야 한다. 암이 재발하면 다른 임상 소견보다 먼저 암 표지자의 혈중 농도가 올라가는 경우가 많다. 예를 들어 위암 수술 후에 정상이었던 CEA(carcinoembryonic antigen, 태아성 암항원) 수치가 다시 올라갔다면 암이 대장으로 전이됐음을 암시한다.

현재 임상에서 사용되는 암 표지자는 특정 암에만 나타나는 종양 특이 항원이 아니라 다른 암에도 나타나는 종양 관련 항원이므로, 종양 표지자에 대해 더 많은 정보를 알고 있어야 종양 표지자를 임상에서 적절하게 이용할 수 있다. 그러므로 증상이 없고 암 위험도가 높지 않은 일반인을 대상으로 하는 선별 검사는 가능한 한 하지 않는 것이 바람직하다.

건강검진할 때 암 환자의 선별 검사로 여러 가지 종양 표지자를 검사하는데, 몇 가지 용어를 알아두면 이해하는 데 도움이 된다. 민감도(sensitivity, %)는 질환이 있는 사람들을 얼마나 잘 검출하는

지를 나타내는 지표로, 민감도가 높으면 암 환자인데도 정상으로 검사 결과가 잘못 나올 확률이 낮다. 특이도(specificity, %)는 질환이 없는 사람들을 얼마나 잘 배제하는지를 나타내는 지표로, 특이도가 높을수록 위양성이 적다. 위양성(false positive)이란 실제로는 질환이 없지만 검사상 양성으로 잘못 나오는 경우를 말하며, 위음성(false negative)이란 실제 질환이 있는데 검사상 음성, 즉 정상으로 나오는 경우를 말한다.

이렇듯 선별 검사에서 이상이 있는 사람을 대상으로 특정한 질병이 있는지를 알아보기 위해 하는 여러 가지 검사를 진단 검사라 한다.

종양 표지자 수치가 오르면 암일까?

종양 표지자 수치는 암일 때만 올라갈까? 건강검진에서 여러 가지 종양 표지자 검사를 하기도 하는데, 이때 혈중 수치가 높게 나와 암이 아닌가 불안해하는 경우가 생기기도 한다. 자각 증상은 없는데 건강검진에서 종양 표지자 수치가 높게 나왔다면 어떤 의미일까?

자각 증상은 없는데 종양 표지자 수치가 오른 경우

자각 증상은 없는데 종양 표지자 수치가 올랐다면, 적절한 검사나 진료에 대한 기준이 없기 때문에 의사로서 굉장히 고민스러운 경우가 많다. 종양 표지자 수치가 올랐다고 해서 반드시 암을 의미하는 것은 아니기 때문이다. 무작정 정밀검사를 해보라고 권유할 수도 없고, 그렇다고 수치가 올라간 이유를 제대로 설명하지도 않고 두고 보자고만 할 수도 없다.

혈중 종양 표지자 수치가 올라가면 환자는 암이 있는지, 암이 없다면 수치가 왜 올라갔는지 알고 싶어 한다. 특정한 질병이나 뚜렷한 자각 증상이 없이 건강검진 도중에 종양 표지자 수치가 올라간 경우에는 보통 1개월 후에 다시 검사하도록 한다. 그러나 검사를 미루기가 꺼림칙하다면 복부 CT 등을 찍고, 이상 소견이 발견되지 않으면 1개월 후에 다시 종양 표지자 검사를 하도록 한다. 그 검사 결과 수치가 이전 수치와 비슷하거나 감소할 경우에는 추적 관찰을 중단한다. 이런 경우에는 원인 불명이거나 양성 질환이 있을 가능성이 높기 때문이다.

그러나 수치가 배 이상 증가했다면 자각 증상이 없더라도 종양이 숨어 있을 수 있으므로 CT나 MRI, PET-CT와 같은 추가적인 검사를 해서 질환을 찾아야 한다. 이때 암으로 추정되지 않는 양성 질환이 있으면 이를 치료하면서 종양 표지자 수치를 추적 관찰한다.

종양 표지자 수치는 한 번 검사했는데 높게 나왔다고 해서 바로 암으로 진단되는 것이 아니다. 추적 검사한 수치가 어떻게 변화하는지 살펴보는 것이 중요하다. 생리 주기나 호르몬 변화 등 외적인 요인에 의해서도 종양 표지자 수치가 영향을 받을 수 있기 때문이다.

암은 진단 당시의 병기가 예후를 결정하는 중요한 인자이므로 조기 진단이 중요하나. 조기 발견된 안은 수술로 완벽하게 제거하여 완전 치유가 가능하므로, 검진 시 종양 표지자 수치 검사는 의미가 있다.

간암 표지자

간암의 1차 검사 종양 표지자는 AFP(alpha-fetoprotein, 알파 태아성 단백)다. AFP는 주로 원발성 간암의 진단에 이용되며, 치료 효과를 판정하거나 수술 후에 재발 여부를 감시하기 위해 검사한다. AFP는 당단백으로, 반감기는 4.5일 정도다.

정자와 난자가 결합한 수정란은 난할을 거듭하며 분할을 계속해서 세포의 수를 늘리고, 상실배를 거쳐 배반포가 되면 자궁벽에 착상한다. 몸의 입장에서 보았을 때 정자는 외부에서 들어온 적이다. 따라서 모체의 면역체계는 정자세포가 포함된 수정란을 외부의 적으로 인식하고 공격한다. 면역세포의 첫 번째 임무는 적과 아군을 정확히 인식하는 것이기 때문이다. 하지만 수정란의 태아에서는 면역 억제 단백질을 분비하여 수정란의 태아를 보호한다. 이것이 바로 태아 단백질인 AFP다.

AFP는 태아의 난황낭(yolk sac, 卵黃囊)과 간에서 생성되며, 그중 일부는 모체의 혈액에 들어가 임신 12~15주에 최고 농도에 도달하고 그 이후로는 수치가 떨어지기 시작하여 아기를 출산한 후에는 급격하게 줄어든다. 출산 후 1년이 되면 10ng/ml 이하까지 감소한다.

그러나 간암의 경우에는 AFP가 활성화되어 간암을 보호하는 역할을 한다. 혈중 AFP의 정상치는 20ng/ml 이하이므로 그 이상이 되면 비정상이다. 성인이 이 수치가 높아졌다면 병적인 상태인 경우가 많다. 비정상적으로 높은 수치를 나타내는 대표적 질환이 원발성 간세포암인데, 이를 일반적으로 간암이라고 말한다. 그 외에 간으로 전이된 암에서도 AFP가 상승한다. 전이성 간암으로 위암, 췌장암, 선천성 담도 폐색증 등이 있다.

AFP는 간암의 진단을 위해 가장 많이 이용되긴 하지만, 만성 간염에서도 높은 수치가 나올 수 있기 때문에 수치가 정상보다 높게 나왔다고 해서 무작정 간암을 의심할 수는 없다. 만약 위험군 환자에서 AFP가 지속적으로 상승하는 경향을 보이면 추가로 CT나 MRI와 같은 영상 검사를 하여 정확하게 진단해야 한다.

종양의 크기와 AFP 수치가 비례하기 때문에 초기이거나 크기가 작은 간암에서는 AFP 수치가 그다지 높게 나오지 않을 수 있다. 일반적으로 종양의 크기가 1~2센티미터가 되면 AFP가 상승한다고 알려져 있지만, 크기가 작은 초기 간암뿐만 아니라 진행된 간암에서도 정상 수치를 보이는 경우가 있으므로 AFP 수치만으로 검진하는 것은 적절치 않고, 필요하면 영상의학적 검사를 병행해야 한다.

급성간염의 회복기, 만성간염, 간경변증과 같은 양성 간질환에서도 AFP는 상승하는데, 대부분 $200ng/ml$ 이하다. 그런데 만성간염이나 간경변증 환자에게 AFP를 연속적으로 측정했을 때 그 수치가 계속 상승하면 간암으로 변했다고 의심할 수 있다. 또한 B형간염 표면항원(HBsAg) 양성, 간경변증 등과 같은 위험 인자가 있고 영상학적으로 간암이 의심되면서 AFP 수치가 $400ng/ml$ 이상으로 높으면 조직학적 진단 없이 간세포암으로 진단한다.

간암의 경우 절제 수술이 완전하게 되었다면 수치가 정상으로 내려가야 한다. 간암 조직이 수술로 완전히 제거되면 혈중 AFP치가 약 4~5일(혈중 반감기 4.5일) 후에는 수술 전의 2분의 1까지 감소하는데, 간암 조직의 일부가 남아 있으면 AFP의 수치 반감기가 늘어난다. 수술 후에 AFP 수치가 계속 올라가면 재발을 암시하기 때문에 의사의 지시에 따라 방사선 검사 등 정밀검사를 받아야 한다.

간암으로 진행할 위험이 높은 환자는 선별 검사로 AFP 이외에 AFP-L3(Lectin-bound alpha-fetoprotein), DCP(des-r-Carboxy Prothrombin)를 함께 검사하기도 한다. DCP는 PIVKA Ⅱ라고도 알려져 있다. AFP 상승이 간암의 크기나 진행 정도와 반드시 일치하지 않기 때문에, DCP 검사를 같이 해서 간암 진단의 정확성을 높인다. DCP는 간암뿐만 아니라 간암 수술 후 재발한 환자에게서도 상승하기 때문에 수술 후 추적 검사의 표지자로 이용되기도 한다.

일반적으로 시행하는 간암 선별 검사는 다음과 같다. B형간염 표면항원이 양성이고 활동성 간염 혹은 간경변이 있는 사람은 3개월마다 AFP 검사, 4~6개월마다 초음파 검사를 받을 것을 추천한다. 간 기능 이상이 없는 B형간염 보균자는 더 긴 간격으로 선별 검사를 받을 수 있다. 만성 C형간염 환자도 간암의 위험도가 증가하므로 주기적으로 AFP와 초음파 검사를 받아야 한다.

위암 표지자

위암에서 가장 널리 사용되는 종양 표지자는 CEA, CA 19-9 (carbohydrate antigen 19-9), CA 72-4다. 그러나 이 중 어떤 표지자도 선별 혹은 조기 위암의 진단에 유용하지는 않지만, CA 72-4가 가장 민감하고 특이적이다. CA 72-4는 위암에서 많이 사용되는 암 표지자이지만, 양성률은 38%로 CEA에 비해 우수하지 않다. 그러나 재발한 위암 환자의 70%에서 CA 72-4가 상승하므로 위암의 재발을 발견하는 데 도움이 된다. 혈중 CA 72-4의 정상치는 4.5~5.0U/ml다.

대장암 표지자

대장암의 1차 검사 종양 표지자는 CEA다. 혈중 CEA의 정상치는 비흡연자의 경우 2.5ng/ml 이하이고, 흡연자의 경우는 5ng/ml 이하다.

1965년에 CEA가 처음 발견됐을 때는 대장암에 특이한 암 표지자로 여겼지만, 이후에 특정 장기의 암에서만 증가하지 않고 여러 암에서 증가한다는 사실이 밝혀졌다. 그래서 췌장암(60~90%), 위암(40~60%), 폐암(60~75%), 유방암(20~50%) 등에서도 증가한다.

혈중 CEA의 상승은 악성 암뿐만 아니라 양성 질환에서도 관찰되는데, 혈중 CEA가 상승하는 대표적인 양성 질환으로는 위궤양, 췌장염, 만성간염, 간경변증, 궤양성 대장염 등이 있고, 흡연자의 경우에도 증가한다. 그러나 합당한 증상이 있는 환자에게서 정상 상한치의 5배 이상 증가하는 경우에는 암이 강력히 의심된다.

수술 전 CEA 농도는 수술 후 예후를 평가하는 데 도움을 주므로 대장암의 예후를 예측하기 위해 수술 전에 CEA를 측정하는 것은 매우 도움이 된다. 따라서 확진된 대장암 환자의 경우 예후 결정이나 수술 후 추적 관찰에 많이 이용된다.

대장암 환자가 수술 전 CEA 수치가 높으면, 수치가 낮거나 정상인 사람에 비해 예후가 나빠서 재발될 가능성이 많고 대장암으로 인한 사망률이 높다. 수술 후 CEA 수치는 4~6주에 걸쳐 정상으로 돌아오는데, 정상치로 내려가면 암 덩어리를 완전히 적출했다는 뜻이다. 또 수술로 치유된 환자에게서 CEA가 증가하면 재발을 의미한다. 대장암 환자의 수술 후 재발을 발견하는 데 약 80%의 민감도와 70%의 특이도를 가지고 있다.

대장암이 간으로 전이한 경우 CEA 수치가 임상 소견보다 수개월(대개 4~10개월) 먼저 상승하기 때문에, 재발 진단을 앞당김으로써 수술이나 고주파 열 치료 등으로 생존 기간을 늘릴 수 있다. CEA 검사는 간 혹은 후복막 재발을 진단하는 데 가장 민감하고, 국소 재발, 복막이나 폐 전이에 상대적으로 덜 민감하다. 그래서 2기 또는 3기 대장암 환자의 경우 수술 후 최소 3년간은 3개월마다 CEA 검사를 하도록 권유한다.

한편, 정상보다 지속적으로 상승하는 경우 방사선학적 증거가 없더라도 병의 진행을 암시한다. 반복 검사로 CEA 수치의 상승이 확인되면 전이된 장기를 발견하기 위해 방사선 검사 등을 받아야 하지만, CEA가 상승했다고 해서 항암 치료를 시작하지는 않는다.

췌장암 표지자

　췌장암의 1차 검사 종양 표지자는 CA 19-9(carbohydrate antigen 19-9)인데, 췌장암에서만 특이적으로 증가하지 않는다. 위암, 간암, 담도암, 대장암 등의 다른 소화기암을 비롯해 급만성 췌장염, 간경화, 담도염과 같은 여러 양성 질환에서도 증가한다. 혈중 CA 19-9의 정상치는 35U/ml 이하로, 양성 질환에서도 100U/ml 정도까지 증가하기도 하지만 병이 진행해도 더 이상은 증가하지 않는다.

　췌장암과 담도암의 경우 CA 19-9의 민감도는 70~100%이며 1,000U/ml 이상의 높은 수치를 보이는 예가 40~50%나 된다. 위암 및 대장암은 특히 간에 전이한 경우 양성을 보인다. 수술 전에 CA 19-9가 상승했던 암에서는 수술 후의 효과 판정, 재발 검진 등을 위해 주기적으로 이 수치를 측정한다.

폐암 표지자

다양한 종양 표지자가 폐암과 관련되어 있다. NSE(neuron specific enlase), SCC항원(squamous cell carcinoma antigen, 편평상피암항원), CEA, CA 125, TPA(tissue polypeptide antigen, 조직 폴리펩타이드 항원) 등인데, 이런 표지자는 특이도가 낮으므로 폐암을 조기 진단하는 데 사용될 수 없다.

폐암은 조직의 모양과 암세포의 특성에 따라 크게 소세포 폐암과 비소세포 폐암으로 분류한다. 비소세포 폐암은 세포의 모양에 따라 다시 폐선암(adenocarcinoma), 편평상피세포 폐암(squamous cell carcinoma), 및 대세포 폐암(large cell carcinoma)의 3가지로 구분하는데, 비소세포 폐암이 전체 폐암의 85%를 차지하는 가장 흔한 폐암이다.

NSE는 소세포 폐암에서 증가하므로 소세포 폐암 진단에 도움이 된다. 소세포 폐암의 경우 병이 진행됨에 따라 혈중 NSE는 증가하며, 치료에 반응하면 지속적으로 감소한다. 그러나 재발하면 혈중 NSE는 다시 증가하며, 치료 효과가 없으면 계속 증가한다. 혈중 정상치는 EIA법으로 3ng/ml 이하, RIA법으로 5ng/ml 이하다.

SCC항원은 비소세포 폐암의 일종인 편평상피암에서 증가한다. 혈중 SCC항원의 정상치는 1.5ng/ml 이하이며, 2.0ng/ml 이상이면 비소세포 폐암일 확률이 95%이고 그중에서 편평상피암일 확률이 80%다. 편평상피암 환자의 치료 도중에 2회 이상 연속적으로 증가하는 경향을 보이거나 5ng/ml 이상이라면 재발의 가능성이 높으므로 정밀하게 검사해야 한다. SCC항원은 폐암 이외에도 식도암, 자궁경부암 등 각종 장기의 편평상피암에서도 증가한다.

CEA 수치가 10ng/ml 이상이고 CA 125가 100U/ml보다 높으면 조직학적으로 선암이나 대세포암일 가능성이 매우 높다.

종양 표지자가 조직학적 결과를 대체할 수는 없지만, 여러 이유로 생검할 수 없는 경우에 도움이 된다.

유방암 표지자

　유방암의 1차 검사 종양 표지자는 CA 15-3와 CEA인데, 유방암이 의심되는 환자에게서 표지자 농도가 낮더라도 암의 존재를 배제할 수는 없으므로 암 조기 진단 목적으로 사용하기는 어렵다. 그러나 수술 전에 이런 표지자의 수치가 높으면 림프절 침범이 있거나 병이 진행되었을 가능성이 있으므로 병기를 예측하는 데 도움이 된다. 또 수술 후 CA 15-3와 CEA를 연속하여 측정하면 유방암의 재발을 조기 진단하는 데 유익하다. 유방암이 재발하거나 다른 곳으로 전이하면 70~80%의 환자에게서 고농도로 증가하기 때문이다. 따라서 유방암의 재발을 탐지하고 원격 전이 여부를 파악하는 데 좋다. 유방암이 재발하면 임상적 소견이나 방사선 소견보다 종양 표지자가 2~9개월 앞서 상승하므로, 수술 후에 정기적으로 측정하면 재발을 미리 예측할 수 있다. 유방암 이외에 난소

암, 자궁암, 췌장암, 폐암에서도 증가하며, 혈중 CA 15-3의 정상 범위는 27~30U/ml다.

혈중 CEA 수치는 진행성 유방암의 경우 70%, 전이성 유방암은 100%까지 증가하므로 전이성 암을 찾는 데 도움이 된다. 특히 뼈와 간을 침윤한 전이성 유방암의 경우에 가장 높게 나타난다. 전이성 유방암에서 치료 도중에 CEA를 연속적으로 측정했을 때, 암이 진행하면 증가하고 치료에 반응하면 감소하는 반응을 보인다. 따라서 유방암 치료에 대한 반응을 보거나 재발 유무를 알아내기 위해 CEA를 검사한다. 대장암이나 유방암이 진행하거나 재발하면 혈중 CEA 수치가 상승하는데, 정확성이 높기 때문에 대장암이나 유방암 환자를 치료할 경우 치료에 대한 반응을 감시하기 위해 측정해야 한다.

난소암 표지자

    난소암의 1차 검사 종양 표지자는 CA 125로, 난소암 이외에도 유방암, 대장암, 췌장암, 위암, 간암, 담도암, 자궁내막암, 자궁경부암 등을 비롯한 암과 양성 난소종양, 급만성 난관염, 자궁근종, 간경변, 급만성 췌장염, 신부전 등과 같은 양성 질환에서도 증가한다.

    혈중 CA 125의 정상치는 35U/ml 이하이고, 건강하게 폐경한 여성의 99%는 20U/ml 이하다. 건강한 폐경 전 여성에서는 생리 중에 100U/ml 이상으로 상승할 수 있으므로 이 시기를 피해 검사해야 불필요한 걱정을 피할 수 있다. 수술 전 CA 125 수치는 특히 폐경 후 여성의 양성과 악성 종양을 감별하는 데 도움을 준다. 그러나 난소암의 진단은 대개 수술 중이나 수술 후에 한 조직검사로 이루어진다.

또한 CA 125가 임상이나 방사선 소견보다 수개월(대개 1~17개월) 먼저 상승하기 때문에 재발을 미리 발견할 수 있다. 따라서 수술 후 연속적인 CA 125 검사는 재발을 조기에 발견할 수 있는 유익한 수단이다. 난소암의 항암제 치료 도중 CA 125가 증가하면 암이 진행되고 있음을, 정상으로 돌아왔던 CA 125가 다시 상승하면 재발을 의미한다.

전립선암 표지자

전립선암의 1차 검사 종양 표지자는 PSA(prostate specific antigen, 전립선 특이항원)다. PSA는 전립선 이외의 조직에서는 거의 발현되지 않으므로 전립선암의 선별에 유용한 종양 표지자다. 하지만 전립선 조직에는 특이적이지만 종양에는 특이적이지 않아 전립선암 이외의 양성 질환(전립선 비대증, 전립선염) 등에서도 증가할 수 있다. 혈중 정상치는 0~4ng/ml다.

혈청에는 유리형(free PSA, f-PSA)과 알파–항트립신(α1-antitrypsin) 복합체의 2가지 형태로 존재하며, total PSA(t-PSA)를 구성한다. 혈중 PSA는 대부분(약 90%) 알파–항트립신에 결합된 형태로 존재한다. 전립선암에서는 결합 PSA 형태가 더욱 많아지고 유리 PSA가 낮아진다. 같은 PSA 농도라도 유리 PSA가 얼마나 차지하느냐에 따라 전립선암일 확률이 달라지므로, 정확도를 높이기 위해 Free/total PSA 비율이나 초음파상의 전립선의 크기를 재는 것이 도움이 된다.

전립선암 진단에서 t-PSA의 특이도를 증가시킬 수 있는 방법으로 PSA 속도(PSA velocity), PSA 밀도(PSA density) 등이 있는데, 연구 결과가 불충분하여 일상 진료에 사용하는 데는 제한적이다.

전립선암의 근치적 절제술 후에는 전립선이 없으므로 PSA 농도가 검출 한계 이하까지 떨어져야 한다. PSA의 반감기는 2~3일 정도인데, 수술 후 완전히 소실될 때까지 2~3주가 걸릴 수도 있다. 반감기가 정상보다 길면 종양이 잔존할 가능성을 고려해야 한다. 따라서 전립선암의 근치적 절제술 후 2~3주가 지났는데도 PSA가 정상 수치로 돌아오지 않으면 조기 재발 가능성이 높다. 전립선암이 재발하는 경우 90~100%가 임상적으로 진단되기 12~40개월 전부터 수치가 증가하기 시작한다. 또 암 선별 검사로는 부적합하지만 4ng/ml 이상으로 검출될 경우는 전립선암에 대한 정밀검사를 시행해야 한다.

전립선암은 직장수지 검사(digital rectal exam, DRE)와 직장 초음파(transrectal ultrasound), 전립선 생검 등 정밀검사로 진단한다.

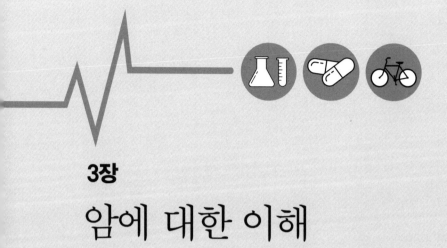

3장

암에 대한 이해

위암

    암은 몸속 어디에서나 발생하지만, 한국인은 특히 소화기암이 많이 발병한다. 그중에서도 위암 발생률이 가장 높은데, 암 발병자 중 10명 가운데 2명이 위암이라고 할 정도다. 그러나 위암은 조기에 발견하여 치료하면 5년 생존율이 90% 이상일 정도다. 특히 점막암의 경우에는 림프절로 전이되는 경우가 거의 없으므로 치료 예후가 좋다. 그러나 점막하층까지 침윤했을 경우에는 림프절로 전이되기도 하며, 그럴 경우 5년 생존율이 낮아지므로 주의해야 한다.

    대개 위암은 항암제나 방사선 치료가 잘 듣지 않고, 수술을 통한 근치적 절제만이 완치 가능성이 있다. 특히 방사선에 저항성이 있어서 수술 후에는 방사선 치료를 하지 않는다. 조기 위암의 경우에는 내시경으로 암 조직을 제거하기도 한다. 내시경 절제술은 수술과 마찬가지로 완치가 가능하고, 정상적인 위를 가지고 생활할 수 있다는 장점이 있다. 그러나 모든 병변에 적용할 수는 없으므로 침윤 범위를 정확히 진단해야 한다.

위암은 1기의 생존율이 95% 이상이고, 2기 70%, 3기도 30~50%가 된다. 그러나 4기가 되면 13%로 현저히 떨어지고, 전체적으로 위 절제술을 받으면 60% 이상이 치유된다. 무엇보다도 원격 전이가 일어나지 않으면 예후가 좋고 생존율도 높다. 림프절로 전이됐다고 해도 원격 전이가 없을 경우 암 주위의 건강한 조직과 림프절을 광범위하게 도려내면 생존율이 높지만, 원격 전이가 일어나면 예후가 좋지 않다.

위의 역할과 위암의 원인

위는 음식물이 식도를 거쳐 들어와 소화가 시작되는 곳으로, 위액이 분비되어 어느 정도 소화된 음식물은 십이지장을 거쳐 소장, 대장, 직장, 항문까지 이어지며 소화 및 흡수가 일어나고 나머지는 배설된다. 위는 음식물과 늘 접촉하므로 맵고 짠 자극적인 음식, 각종 발암물질, 독성물질, 술, 세균 등과 끊임없이 접촉하게 되며, 이 과정에서 염증이나 궤양이 발생하기도 하고 이것이 심해지면 암이 되기도 한다.

위에서 분비되는 위액에는 염산이 함유되어 pH 1.5~2의 강한 산성을 띤다. 이는 음식을 소화시키는 데 매우 도움이 되지만, 위벽 자체를 손상시킬 수도 있다. 위 벽에는 벽세포, 주세포, 점액세포 등 여러 세포가 있어서, 벽세포에서는 염산을 분비하고 점액세포는 점액을 분비한다. 점액은 산에 잘 녹지 않는 특성이 있어서 염산으로부터 위벽을 보호한다. 만약 점액이 잘 보호하지 못하면 위 벽이 녹을 수 있는데, 이것이 위궤양이다. 위에서 소화된 음식물은 십이지장으로 내려가므로 위액에 의해 십이지장도 손상될 수 있지만, 췌장액은 알칼리성이라 염산이 중화되어 십이지장이 손상되지는 않는다.

특히 소금의 과잉 섭취는 위에 나쁜 영향을 미친다. 위 벽의 점막은 위액에 녹지 않지만, 소금은 점막을 녹여서 손상을 입힐 수 있다. 여기에 맵고 짠 자극적인 음식, 술, 담배 연기, 탄 음식 등의 유해물질이 더해지면 상처를 입어 염증을 일으킨다. 손상된 점막이 재생되는 과정에서 돌연변이 세포의 발생률이 증가하면서 암세포로 발전할 가능성도 높아진다. 또 염분은 위 점막에 염증과 위축을 일으킨다. 위액은 강한 산성이라서 세균이 증식하지 못하지만, 위축성 위염이 되면 위 벽이 위축되어 위산의 분비가 줄어든다. 위산 분비가 감소하여 위 안의 산성도가 낮아지면 세균이 증식하기 쉬워진다. 그러므로 소금을 많이 먹으면 각종 유해한 물질로부터 세포를 지키는 방어벽을 무너뜨리는 셈이다.

또한 건조되거나 훈제된 음식, 감미료, 방부제, 향료, 색소 등에 포함된 질산염은 위에서 발암물질인 아질산염으로 변한다. 아질산염은 위 속의 아민(amine)이나 아마이드(amide)와 결합하여 니트로소아민(nitrosoamine)이나 니트로소아마이드(nitrosoamide)라는 강력한 발암물질로 바뀌고 이로 인해 위암이 발생하기 쉬워진다. 니트로소아민이나 니트로소아마이드는 단백질이나 지방질을 고열에 가열했을 때 생기는 물질인데, 숯처럼 검게 탄 부분에 다량 존재하는 이종환식 아민과 더불어 위암을 일으키는 대표적인 암 개시 인자다.

한편 요리한 음식을 상온에 놓아두면 음식물 중에 있는 질산염이 세균의 작용으로 아질산염으로 변하기 쉬우므로 음식은 냉장고에 보관해야 한다. 20세기 초만 해도 위암은 전 세계적으로 가장 많이 발생했지만, 시간이 흐름에 따라 미국을 비롯한 유럽의 선진국에서는 위암의 발생률이 현저히 감소했다. 특히 미국은 1950년대 이후로 냉장고가 보편화되면서 위암 발생률이 급격히 줄었다고 하니, 신선한 음식의 섭취가 위암 발생률을 줄이는 데 기여하는 것으로 보인다. 그런데 우리나라에서는 위암 발생이 꾸준히 증가하고 있다. 이는 식습관에 기인한 것으로 보이므로, 위암 발생의 위험 인자를 줄이려는 노력이 생활화되어야 할 것이다.

위암의 진단

위암은 대개 초기에는 특별한 증상을 보이지 않는다. 위 벽의 점막하층을 넘어 근육층 및 그 이상으로 전이가 진행되어야 소화불량, 조기 포만감, 복통, 구토, 토혈 등의 증상이 나타난다. 환자의 증상이나 진찰을 통해 위암이 의심되면, 상부위장관 조영술이나 위 내시경 검사를 시행한다. 내시경 검사를 할 때는 암이 의심되는 조직을 떼어내 조직검사를 병행하여 암세포가 발견된다면 확진한다. 또 다른 장기로 전이됐는지 알아보려면 CT나 PET 촬영을 하는데, 이런 검사를 바탕으로 치료 계획을 세울 수 있다. 최근에는 위암의 진단 방법이 많이 개선되어 정확하고도 고통 없이 진단할 수 있으며, 조기 발견도 늘고 있다.

상부위장관 조영술은 X선 촬영으로 조영제를 경구 투여하여 위 점막에 도포한 후 위의 점막을 관찰하여 병변을 진단하는 방법이다. 예전에는 주로 조영술을 많이 했지만, 내시경 기구가 발달하면서 많이 줄어들었다. 그러나 위 전체를 한눈에 파악할 수 있고 수술 절제 범위를 결정하는 데 도움이 되므로, 지금도 수술 전에 많이 사용한다. 또한 내시경 검사로 놓치기 쉬운 보르만(Borrmann) 4형 암인 경우 진단에 도움이 된다.

위 내시경 검사는 위 내부를 육안으로 관찰할 수 있고, 식도와 십이지장 입구까지 볼 수 있으며, 의심되는 부위가 발견되면 그 자리에서 조직검사를 할 수 있다는 장점이 있다. 조기 위암을 발견하는 데는 내시경이 매우 큰 역할을 한다. 최근에는 내시경의 굵기가 가늘어지고 수면 내시경도 발달해서 큰 고통 없이 검사를 받을 수 있다.

위암 발생률이 높아지는 40세 이상의 성인이라면 별다른 증상이 없더라도 2년에 한 번은 상부위장관 조영술이나 위 내시경 검사를 받는 것이 좋다. 직계가족 중에 위암 환자가 있거나 위암의 선행 병변인 만성 위축성 위염, 장상피화생이 있다면 1년에 한 번은 내시경 검사를 받는 것이 좋다. 장상피화생이란 위 점막세포가 오랜 시간에 걸쳐 손상과 재생을 반복하다가 어느 순간 소장이나 대장 점막세포로 대체되는 현상인데, 30대에서 10%, 40대 30%,

70대는 50%가 발견될 만큼 흔한 병이다. 헬리코박터 파이로리균이 장상피화생을 일으키는 중요한 원인이므로, 균이 발견되면 제균 치료를 받아 병으로 진행되지 않도록 예방해야 한다. 장상피화생은 특별한 증상이 없어서 내시경 검사로만 확인할 수 있다. 또한 위장약을 먹어도 한 달 이상 소화불량이 지속된다면 40세 이하라도 위 내시경 검사를 받도록 한다.

우리나라 성인은 지방층이 적고 뱃가죽이 얇아 초음파로 복부 내 장기를 관찰하기가 수월하고 위암 덩어리도 찾기 쉽다. 다른 이유로 병원을 방문했다가 초음파 검사로 위암을 진단받는 경우도 있다. 말기 위암 환자라면 대개 몸이 마르기 때문에, CT 촬영보다도 간 전이, 복강 내 전이, 난소 전이 등을 관찰하기 좋다.

CT는 인체에 X선을 여러 각도로 투과하여 복부의 단면을 관찰하는 검사로, 위암 진단보다는 확진된 위암 환자의 병기를 결정하기 위해 주로 시행한다. 주위 장기, 림프절, 간, 복막 등에 전이되었는지 여부를 확인할 수 있어서 위암의 병기를 결정하는 데 유용한 검사이며, 수술 여부를 확인할 수 있다. 수술하다가 전이 사실을 발견하면 수술하지 못하고 배를 닫는 경우도 있으므로, 수술 전에 전이 여부를 확인해야 불필요한 수술을 피할 수 있다.

한편 PET 촬영은 정상세포에 비해 암세포가 해당 작용이 매우 활발하다는 특성을 이용하여 비정상적인 해당 작용이 일어나는 부위를 포착하는 방법이다. 비정상적인 해당 작용은 암 덩어리가 되기 전에 암세포에서 일어나는 것이므로 다른 진단 방법에 비해 조기 진단이 가능하다는 장점이 있다. 또한 치료 후에는 다른 상기로 진이됐는지 확인하거나 재발 여부를 발견하는 데 도움이 된다.

최근에는 CT와 PET의 기능이 합쳐진 PET-CT가 개발되어 더 정확한 결과를 얻을 수 있어서 진단 효율이 더욱 높아졌다.

위암의 병기와 수술 결과

암의 진행 정도를 병기라 하는데, 암의 침윤과 전이 정도에 따라 병기를 구분한다. 암의 병기는 예후를 예측하고 치료 방법을 선택하는 데 매우 중요하다.

TNM 병기 분류법은 위암을 비롯한 모든 종양에 적용할 수 있는 간단한 분류법이다. 위벽 침윤도(T, Tumor), 림프절 전이 정도(N, Lymph Node), 타 장기로의 전이 여부(M, Metastasis)를 종합하여 0~4 병기로 구분한다. 숫자가 클수록 암이 많이 진행됐다는 뜻이지만,

악성 유무가 포함되어 있지 않으므로 숫자가 높다고 해서 예후가 나쁜 것만은 아니다.

한편 수술 결과(R, Surgical Result)는 원발 암이 수술로 깨끗이 제거되었는지 여부를 나타내는데, 병기 결정에는 포함되지 않지만 추가적인 치료를 결정하는 데 도움이 된다.

T1 : 종양이 점막의 고유층 또는 점막하층까지 침윤

T2 : 종양이 고유근육층 또는 장막하층까지 침윤

T3 : 종양이 장막에는 침윤했으나 주위 장기에는 침윤하지 않음

T4 : 종양이 장막층을 뚫고 나가 주위 장기를 침윤

N0 : 림프절 전이가 없음

N1 : 1~6개의 영역에 림프절 전이가 있음

N2 : 7~15개의 영역에 림프절 전이가 있음

N3 : 16개 이상의 영역에 림프절 전이가 있음

MX : 원격 전이 여부를 알 수 없음

M0 : 원격 전이가 없음

M1 : 원격 전이가 있음(대동맥 주위, 췌장 후부 및 장간막 림프절 포함)

R0 : 잔류 암이 없음

R1 : 현미경으로 잔류 암이 확인됨

R2 : 육안으로 잔류 암이 확인됨

조기 위암과 진행성 위암

조기 위암은 1962년 일본내시경학회에서 육안 분류에 따라 정의한 용어로, 림프절 전이나 혈관 침범 여부에 관계없이 암세포가 위의 점막층이나 점막하층에만 국한되어 있는 것이다. 진행성 위암은 위의 근육층 이상을 침범한 경우를 말한다. 진행성 위암은 5년 생존율이 20~30%인 반면, 조기 위암은 90% 이상으로 높다.

그런데 일본내시경학회의 정의는 림프절 전이나 혈관 침범 여부와는 관계가 없어서, 조기 위암이라고 해도 예후가 나쁠 수 있다. 점막암은 대개 림프절 전이가 없어서 문제가 되지 않지만, 점막하암은 림프절 전이 여부에 따라 5년 생존율이 달라진다. 그러므로 조기라는 말은 암의 진행 과정에서 시작 단계를 의미하는 것이 아니다. 정의에 따르면 조기 위암이라고 해도 이미 전이를 일으킨 경우에는 진행성 암이 될 수도 있다. 따라서 조기 위암과

TNM 분류에 따른 진행성 위암은 따로 구분해야 할 것이다.

진행성 위암은 고유근육층 이상으로 암이 침윤한 것을 말하는데, 보르만 4형 분류법이 주로 사용된다.

보르만 Ⅰ 진행암 : 용종형. 위의 내강에 용종이 융기되어 주위와 경계가 명확하다.

병기(stage)	TNM 분류			5년 생존율
0기	Tis	N0	M0	100%
1A기	T1	N0	M0	95%
1B기	T1	N1	M0	80%
	T2	N0	M0	
2기	T1	N2	M0	70%
	T2	N1	M0	
	T3	N0	M0	
3A기	T2	N2	M0	50%
	T3	N1	M0	
	T4	N0	M0	
3B기	T3	N2	M0	30%
4기	T4	N1	M0	10%
	T1	N3	M0	
	T2	N3	M0	
	T3	N3	M0	
	T4	N3	M0	
	T4	N3	M0	
	모든 T	모든 N	M1	

보르만 II 진행암 : 궤양형. 주위가 두드러져 있고 가운데가 분화구처럼 파여 궤양이 형성되어 있는데, 활동기의 양성 궤양과 구별이 어려울 때가 있다.

보르만 III 진행암 : 궤양 침윤형. 암성 궤양과 함께 주변에 광범위하게 암이 침윤된 형태다.

보르만 IV 진행암 : 침윤형. 융기나 궤양이 없고 위벽 전체에 암이 광범위하게 침윤되어 있는데, 표면은 거의 정상 점막으로 덮여 있어서 내시경 검사에서 종종 놓치곤 한다. 따라서 발견이 늦어지기도 한다.

위암의 치료

치료 방법으로는 수술, 항암제, 면역요법, 방사선요법 등이 있지만, 위암은 항암제나 방사선요법이 잘 듣지 않으므로 수술을 통한 근치적 절제로만 완치가 가능하다.

근치 수술은 원칙적으로 잔류 암을 남기지 않아야 하므로, 암이 발생한 원발부 암을 절제해야 한다. 위암은 림프절을 따라 암세포가 퍼져나가므로 주변의 림프절도 최대한 깨끗이 제거해야 한다.

위 절제술 및 위·십이지장 문합술이 가장 보편적인데, 원격 전이나 대동맥 주위 림프절 전이가 없는 진행성 위암의 완치를 목적으로 시행한다.

위의 절제 정도는 위암의 위치와 암의 크기에 따라 결정된다. 암이 하부인 유문부나 전정부에 위치하면 위 상부의 일부를 남기고 위의 3분의 2 정도를 절제하는 위아전절제술을, 암이 위의 상부나 위 전체에 걸쳐 퍼져 있을 경우에는 위 전체를 절제하는 위전절제술을 시행한다.

위아전절제술 후에는 남은 위를 십이지장과 연결하거나 남은 위와 소장 윗부분의 공장을 연결한다. 위아전절제술은 위의 소화 기능이 보존되고 수술 후 합병증도 적다. 위전절제술은 위 전부를 제거하는 것이므로 식도와 소장 부위의 공장을 직접 연결한다. 기술적으로 어렵고 장과 이음새 부위가 잘 아물지 않아 장 내용물이 누출되어 합병증이 생길 수도 있으며, 위의 기능 손상이 크다. 그런데 위암 초기 단계라도 암이 위의 상부에 있으면 위를 전부 잘라낸다.

암세포를 완전히 절제하기 위해 수술 범위를 지나치게 확대하면 기능이 저하되거나 합병증이 생기기 쉽고, 적게 절제하면 근치도가 떨어져 재발 위험성이 높아진다. 따라서 위암의 진행 정도, 환자의 몸 상태를 고려하여 절제 범위를 결정해야 하며, 수술 후 생활에 지장이 없도록 합리적인 수준을 찾아 수술해야 한다.

따라서 위암 수술에는 3가지 원칙이 있다. 첫째, 암세포의 침윤을 예상하여 눈에 보이는 암 덩어리만이 아니라 경계부에서 2~5센티미터 이상 여유를 두고 절제힌디. 제거된 위 조직은 수술 도중에 조직검사를 해서 절단면에 암세포의 침윤이 없는지 확인한 후, 암세포가 있다고 확인되면 절제 범위를 넓혀 추가적으로 수술한다. 둘째, 위암은 림프절 전이가 흔하므로 주위 림프절을 함께 절제한다. 완치율을 높이려면 암이 전이된 범위보다 넓게 림프절을 절제한다. 셋째, 모든 절제 조직을 한 덩어리로 제거한다. 수술 중에 암세포가 떨어져 나가지 않도록 림프절, 위 주위 혈관, 대망 등을 가장자리부터 박리하여 한꺼번에 떼어낸다.

한편 림프절 전이나 원격 전이가 없고 침윤이 깊지 않은 조기 위암은 내시경 점막절제술을 시행하기도 한다. 이 경우 정상적인 위를 가지고 생활할 수 있다는 장점이 있지만, 암의 침윤 범위를 정확히 진단하지 않으면 재발하기 쉽다. 또한 수술이 불가능하거나 완전한 절제가 불가능한 환자의 경우에는 방사선요법을 시행하기도 하지만, 위암은 방사선에 저항성이 있어서 수술 후에는 방사선요법을 시행하지 않으며 환자의 통증 조절 등 꼭 필요한 경우에 한해 사용한다.

항암제 치료는 수술 후 보조 항암요법, 수술 전 선행 항암요법, 고식적 항암요법, 복강 내 항암요법 등이 있다. 수술 후 보조 항암요법은 수술 2~3주 후에 시작하여 6개월에서 2년 정도에 걸쳐 3~4주 간격으로 6주기를 시행한다. 수술 전 선행 항암요법은 수술로 완전히 절제할 수 없는 경우 항암제로 종양 크기를 줄여 완전히 절제하기 위한 것이다. 그러나 항암 치료 도중 병이 진행되거나 항암 치료를 견디지 못하는 경우도 있어서 보편적이지는 않다. 고식적 항암요법은 다른 장기로 전이되어 수술이 불가능할 경우 생존 기간을 연장하기 위한 것인데, 아직 표준 요법으로 인정된 약제가 없다.

항암제는 위암에 효과적이지만 부작용을 피할 수 없는 것이 한계다. 항암제는 암세포와 정상세포를 구별하지 못하고 함께 공격하지만, 빨리 자라는 세포를 공격한다. 그런데 정상세포 중에 머리카락, 위장관 상피세포, 골수 조혈세포, 생식세포 등은 분열과 증식이 빨라서 치명적인 손상을 입기도 한다. 그래서 탈모, 메스꺼움, 구토, 백혈구와 혈소판 감소, 빈혈, 불임 등 부작용이 나타난다. 부작용은 몇 년간 지속되거나 영구적인 경우도 있지만, 항암 치료를 중단하면 대개 사라진다.

위암 수술 이후의 식이요법

정상적인 위라면, 섭취한 음식물은 위액과 혼합된 후 소장으로 서서히 내려간다. 위 절제술을 받으면 음식물이 위에 머무르지 못하고 한꺼번에 십이지상이나 소장으로 들어가는데, 이를 덤핑증후군이라고 한다. 식후 15~30분쯤 뒤에 발생하는 초기 덤핑증후군과 식후 2시간쯤 뒤에 발생하는 후기 덤핑증후군이 있는데, 위 절제술을 받은 환자의 50%가 덤핑증후군으로 고통받는다.

초기 덤핑증후군은 위가 없기 때문에 음식물이 급속히 위를 통과하면서 고농도의 액체나 미처 소화되지 않은 음식물이 십이지장 내로 유입되면 고농도의 내용물을 희석하기 위해 세포 외 액이나 혈장이 위 내로 유입되면서 나타난다. 이에 따라 혈액의 양이 줄어들고 심장 박출량이 감소하며 오심, 구토, 설사, 복부팽만, 복통 등의 위장 증상을 비롯하여 실신하거나 어지럽거나 맥박이 증가하거나 식은땀이 나는 증상을 일으킨다. 특히 탄수화물이 많이 포함된 음식을 섭취하면 자주 발생하는데, 누워 있으면 증상이 완화된다. 후기 덤핑증후군은 탄수화물 섭취로 인한 인슐린 과잉 분비로 저혈당이 일어나는 것이다. 그래서 저혈당증과 마찬가지로 허기, 불안, 경련, 발한, 무력감 등이 나타난다.

덤핑증후군은 소량의 식사를 천천히 하고 국물이나 물과 같은 유동식을 피하면 증상이 호전된다. 증상을 완화시키려고 음식 섭취를 줄이는 경우가 있는데, 체중이 감소하면 또 다른 문제가 생길 수 있으므로 잘 먹어야 한다.

수술을 마친 후에 대개 2~3일은 금식하는 경우가 많은데, 금식 중 가스가 배출되면 장운동이 정상으로 돌아온 것으로 판단하고 물을 섭취한 후 죽을 먹게 한다. 수술 후에는 가능한 한 빨리 미음이나 죽과 같은 음식을 섭취하는 편이 낫다. 그래야 장운동이 빨리 회복되고 영양 상태가 좋아지며 면역 체계가 증진되어 상처 회복이 빨라지고 감염 저항력이 높아진다.

위의 자극을 최소화하기 위해 미음, 묽은 죽, 된 죽, 밥의 순서로 식사를 하는 경우가 일반적인데, 이런 단계는 수술의 종류나 환자의 반응에 따라 달라진다. 그러나 복부팽만, 구토 등 이상 증세가 나타나면 식사를 중단해야 한다.

위 수술 후에는 위의 용량이 작아지므로 식사량이 줄어들고 소화 흡수 능력이 떨어진다. 시간이 흐르면 몸이 서서히 적응하면서 나아지므로 조급해할 필요는 없다. 그러나 정상적으로 돌아올 때까지는 식이요법에 신경을 써야 한다. 또 아무리 영양이 풍부하고 균형 잡힌 식사를 해도 세 끼 식사만으로는 영양분이 부족해지기 쉬우므로 식사 횟수를 늘려야 한다. 위아전절제술의 경우에는 하루 6회, 위전절제술은 8~9회 정도로 나누어 소량의 음식을 자주 섭취하는 것이 좋다. 그리고 한 번에 먹는 양을 조금씩 늘리면서 식사 횟수를 줄여가면 원래의 식사 패턴으로 돌아갈 수 있다.

위 수술 후 식이요법의 원칙은 다음과 같다.

첫째, 균형 잡힌 영양식을 하되 소화가 잘되는 음식을 선택한다.

둘째, 식사는 소량의 음식을 하루에 6~9회 정도로 한다.

셋째, 식사 직전에는 물을 먹지 않도록 하고, 식사 도중에도 국 종류를 너무 많이 먹어서는 안 된다. 물은 식전, 식후 30분에 섭취하도록 한다.

넷째, 첫 숟가락에 목이 메면 식사를 못할 수도 있다. 따라서 첫 숟가락을 입에서 완전히 소화시킨다는 생각으로 천천히 꼭꼭 씹어서 먹는다.

다섯째, 섬유소나 지방은 음식물의 위 통과 속도를 늦추므로 소량을 섭취하고, 소화력에 맞춰 적절히 늘린다.

여섯째, 식사 후에는 안정을 취한다. 위장의 음식물 통과 속도를 늦추기 위해 식사 후에는 15~30분 정도 비스듬히 누워 있는 게 좋다.

일곱째, 꿀이나 설탕, 사탕, 초콜릿, 케이크 등은 삼투 효과를 높여 덤핑증후군을 일으킬 수 있으므로 피한다.

여덟째, 일부 환자는 유당불내성(lactose intolerance)이 나타나므로 초기에는 우유 및 유제품을 제한한다. 환자가 섭취할 수 있으면 조금씩 양을 늘린다.

아홉째, 스스로 감당할 수 있게 되면 음식물의 양을 점차 늘린다.

간암

    간암은 우리나라에 흔한 악성종양 중 하나로, 비교적 치료 결과가 좋지 않다. 그러나 조기 발견했을 때는 완치도 가능하므로 선별검사를 통한 조기 발견이 중요하다. 초기에는 자각 증상이 없어서 대부분의 환자가 병원을 찾았을 때는 적절한 치료가 불가능한 경우가 많다. 그래서 간암 환자의 생존 기간은 대부분 2년 이내로, 예후가 대단히 좋지 않다.

    간암은 정상 간세포가 악성화되어 발생하는데, 주로 만성 B형 또는 C형간염 바이러스에 의한 만성 간질환과 간경변증이 진행되어 발생한다. 완치적 치료를 받더라도 남아 있는 간이 간경변증에 걸려 있는 경우가 대부분이라 간암이 재발하기 쉽다. 따라서 간암에 걸린 뒤에 적절한 치료를 받는 것도 중요하지만, 그보다는 간암을 조기에 발견하거나 처음부터 간암에 걸리지 않도록 예방하는 것이 무엇보다 중요하다.

간의 역할과 간암의 원인

간은 횡격막(가로막) 바로 아래에 위치하며 우리 몸에서 가장 큰 장기로, 성인의 경우 1.2~1.6킬로그램 정도다. 우엽과 좌엽으로 이루어져 있으며, 우엽이 훨씬 크고 두꺼워서 간 전체의 3분의 2를 차지한다. 간 조직은 간문맥(75%)과 간동맥(25%)에서 2중으로 혈액을 공급받는다. 간문맥은 위, 소장, 대장, 췌장, 비장 및 담낭 등에서 오는 정맥이 하나의 혈관으로 합쳐진 것으로, 간으로 들어가 가느다란 모세혈관으로 나뉜다. 위와 소장, 대장 등 소화관에서 흡수한 영양분을 공급하고 모세혈관을 지나면서 해독 과정을 거쳐 독성 물질을 제거하는 역할을 한다. 이후 간정맥을 통해 하대정맥으로 나간다.

인체의 화학 공장으로 불리는 간은 체내로 들어온 화학물질을 해독할 뿐 아니라 영양소의 대사 과정에서 매우 중요한 역할을 한다. 모든 단백질이 간에서 합성되는데, 특히 몸의 부종을 막아주는 알부민(albumin)이나 혈액응고인자는 간에서만 생성된다. 따라서 간이 나빠지면 알부민 생성이 안 되어 복수가 차거나 부종이 생기고 멍이 잘 들거나 출혈이 잘 멈추지 않는다.

간암의 원인은 B형 및 C형간염 바이러스 감염이 90% 이상을 차지한다. 특히 우리나라에서 발생하는 간암은 80% 이상이 B형 간염 바이러스 감염에 의한 것이므로, 예방접종을 통해 B형간염 을 예방하는 것이 가장 확실한 간암 예방책이다. B형간염 바이 러스는 타액, 혈액, 정액 등을 통해 전염될 수 있기 때문에, 청결 한 위생 상태를 유지하는 것이 좋다. B형간염 바이러스를 만성 적으로 보유하고 있는 사람은 정상인에 비해 간암에 걸릴 확률 이 100배 높다. 과거에는 전 인구의 8~10%가 B형간염 바이러스 보균자였지만, 현재는 3% 이내로 줄었다.

일반적으로 성인이 감염되면 간암 발생 위험이 적지만, 어머니 에게서 신생아에게 전염되는 수직감염으로 인해 만성 보균자가 되면 성인이 되어 간암이 발생할 위험이 높다. 따라서 신생아는 태어나자마자 B형간염 면역글로불린과 B형간염 예방주사를 같 이 접종해야 한다. 실제로 우리나라에서 20~30대에 생기는 간암 은 대부분 수직감염에 의한 것이다.

전체 간암 환자의 10%가량이 C형간염 바이러스와 연관이 있 다. C형간염 바이러스도 장기간에 걸쳐 서서히 간암으로 진행된다. 보고에 의하면 수혈 후 만성간염까지 10년, 간경변증까지 20년, 간암 발생까지 30년 정도 걸린다고 한다. B형간염 바이러스와 C형간염 바이러스에 동시 감염된 경우, 어느 한쪽에만 감염된 경우보다 간세포암의 발생률이 월등히 높다.

간염 바이러스와 무관하게 간경변증은 간암을 일으킬 가능성이 매우 높다. 따라서 간경변증 환자는 철저한 추적 관찰이 필요하다.

이와 더불어 알코올과 흡연 역시 간암의 고위험인자로 꼽힌다. 하루 평균 60그램 이상 알코올을 섭취하는 B형간염 표면항원 양성자는 알코올을 섭취하지 않는 양성자에 비해 간세포암 발생률이 2배가량 높다고 알려져 있다. 또한 하루 20개피 이상 흡연하는 사람은 하지 않는 사람에 비해 간세포암 발생률이 2배가량 높다. 담배 연기에는 숱한 발암물질이 들어 있어서, 폐암을 비롯하여 간암을 일으키는 원인이기도 하다. 특히 간경변을 비롯한 간질환이 있는 사람은 절대 금연해야 한다. 또한 흡연자가 술을 많이 마시면 간암 발생 위험이 더욱 커지므로, 술과 담배 모두 자제하는 것이 좋다.

간암의 진단

간은 침묵의 장기다. 그래서 종양이 커져 간을 둘러싼 외벽을 압박할 때까지 거의 증상이 없기 때문에, 증상이 뚜렷해졌을 때는 종양이 커져 이미 진행된 경우가 대부분이다. 간이 위치하는 오른쪽 윗배에 통증이 있거나 소화불량, 심한 피로감이 나타나는데, 좀 더 진행되면 덩어리가 만져지거나 갑자기 황달이나 복수가 심해지기도 한다.

간암은 간세포 자체에서 발생한 원발성 간암과 다른 기관에서 생긴 암이 간으로 전이되는 전이성 간암이 있다. 병리학적으로 원발성 간암에는 간세포암, 담관상피암(膽管上皮癌) 등이 있는데 우리가 보통 간암이라고 부르는 것은 간세포암이다.

대부분의 암은 조직검사로 확진하지만, B형간염 표면항원 양성, 간경변증 등과 같은 위험인자가 있고 1센티미터 이상의 결절이 발견되고 영상학적으로 간암이 의심되면서 AFP 수치가 400ng/ml 이상으로 높으면 조직학적 진단 없이 간세포암으로 진단한다. 따라서 간암은 다른 암과 달리 혈액검사(종양표지자 검사)와 영상으로 진단하고, 이것만으로 진단되지 않는 경우에 조직검사를 한다.

소간세포암은 직경 2센티미터 이하의 단발성 종양을 말한다. 직경 1센티미터 전후의 것은 발견하기 힘들지만, 초음파 등이 발전하면서 직경 2센티미터 내외의 간종괴는 발견할 수 있다. 초기 간암은 대개 한 개의 종양만 있으면서 크기가 5센티미터 이하일 때, 또는 종양이 3개 이하(각각 3센티미터 이하)이면서 암이 혈관을 침범하지 않고 전이되지 않았을 때를 말한다. 초기 간암 환자는 간 이식이 가능하다.

현재 알려진 표준 선별검사는 AFP와 초음파 검사를 동시에 시행하는 것이다. 하지만 AFP의 간암 진단 능력이 높지 않아 DCP(PIVKA Ⅱ)를 함께 검사하기도 한다.

간암의 크기가 2배가 되는 이배화 기간은 1~19개월로 다양한데, 평균 6개월로 추정된다. 그래서 간암 발생 위험군에서 복부 초음파 검사의 간격을 6개월로 잡는다. 그러나 분화도가 나쁜 미분화암은 그 기간이 매우 짧아서, 일본에서는 고위험군은 3개월 간격으로 초음파 검사를 하도록 권고하고 있다.

간암의 치료

환자마다 간암의 위치와 진행된 정도, 간 기능 상태, 전신 상태

등을 평가하여 이에 따라 가장 적합한 치료 방법을 선택하게 된다. 간 기능이 잘 유지되고 절제 가능한 범위의 종양을 가진 경우 수술적 치료가 최선의 치료법이다. 특히 간의 표면에 존재하는 단일 결절이라면 수술하는 것이 좋다.

간 기능이 약간 저하된 환자인데 초음파상에 보이는 종양이 3개 이하이고 그 크기가 3센티미터 이하로 깊숙이 존재할 때는 비수술적 국소요법을 고려한다.

간 절제술, 간 이식, 알코올(에탄올) 주입법, 고주파 열치료법 등이 표준적인 치료법인데, 간 기능이나 전신 상태가 그다지 나쁘지 않을 경우에 시행한다. 암이 많이 진행되어 근치적 치료가 힘들 경우에는 간동맥 색전술, 전신적 항암화학요법(항암제 치료), 방사선 치료, 호르몬 요법 등 비근치적 치료를 하게 된다. 간암도 다른 암과 마찬가지로 암이 있는 부위를 외과적 수술로 완전히 제거하는 것이 가장 확실하다.

위암이나 대장암은 위나 대장의 상당 부분을 잘라내도 살아가는 데 큰 문제가 없다. 그러나 우리나라 간암 환자의 약 80%는 간경변을 동반하고 있어서 간 기능이 떨어진 상태라, 간암을 제거하면 나머지 남아 있는 간이 제대로 기능하지 못해 간 기능 부전증으로 생명이 위험해질 수 있다. 따라서 간 기능을 어떻게 유지하느냐 하는 것도 매우 중요하다.

간암으로 진단되면 먼저 외과적 수술에 의해 종괴가 절제될 수 있는지 고려한다. 간기능검사, 초음파검사 및 CT 등을 통해 밝혀진 종양의 크기나 숫자 등을 고려하여 수술 여부를 결정한다. 간기능이 비교적 좋고 종괴를 완전히 제거할 수만 있다면 수술로 제거하는 것이 가장 바람직하다.

다발성 결절 등으로 외과적 절제가 불가능한 경우에는 비수술적 치료가 필요한데, 국소적 근치 치료법으로 고주파 열치료법, 경피적 알코올(에탄올) 주입법이 있으며 비근치적 치료법으로는 간동맥 색전술 등이 널리 이용되고 있다.

고주파 열치료법은 초음파 영상을 보면서 피부를 통해 특수 전극이 달린 긴 바늘을 종양 내에 삽입한 후 전류로 마찰열을 발생시켜 종양을 괴사시키는 방법이다. 수술이 힘든 원발성 및 전이성 간암에 효과적인 치료법으로, 전 세계적으로 악성 간종양의 치료에 널리 이용되고 있다.

특히 크기가 작은 간암의 경우에는 수술과 비슷한 결과를 보여 널리 이용된다. 이 치료법은 종양이 하나인 경우는 크기가 5센티미터 이하여야 하고, 종양의 수도 3개를 넘어서는 안 된다. 다만 수술이나 간동맥 색전술과 병합 치료하는 경우는 크기나 개수에

제한을 두지 않는다.

경피적 알코올(에탄올) 주입법은 99.5%의 에탄올을 정확하게 종양 내로 주입함으로써 종양을 괴사시키는 치료법이다. 일반적으로 종양이 3개 이하이고 크기가 3센티미터 이하로 다량의 복수나 출혈성 경향이 없는 경우에 시행한다. 간 기능이 심하게 저하된 경우에는 시술을 받지 못할 수도 있다. 주입하는 에탄올 양은 종양의 크기에 따라 정해지는데, 한꺼번에 주입하는 것이 아니라 한 번에 10ml가 넘지 않게 시술한다. 3센티미터 크기의 간암은 일주일에 3번씩, 2주에 걸쳐 6회 시술을 받는 식이다. 따라서 고주파 치료법에 비해 입원 기간이 길다는 단점이 있다.

알코올 주입법으로 치료한 간암 환자의 1년, 3년, 5년 생존율은 각각 96%, 63%, 41% 정도이며, 1년과 3년 재발률은 17%와 62%로 보고되고 있다. 이때 치료 전의 종양 수가 재발에 영향을 미친다.

종양의 크기가 2센티미터 이하라면 치료 결과에 큰 차이가 없지만, 2센티미터 이상인 경우에는 알코올(에탄올) 주입법보다 고주파 열치료법이 더 효과적이다. 그러나 고주파 열치료법은 알코올(에탄올) 주입법에 비해 시술 후 합병증이 많고, 종양 주위에 혈관이 있거나 다른 장기와 인접한 경우에는 주위 장기에 손상을 줄

수 있어 시술하기 어렵다.

간암은 주로 간동맥으로부터 혈액 공급을 받으며 급속히 자라므로 종양에 혈액을 공급하는 간동맥을 차단하여 종양을 괴사시키는 것이 간동맥 색전술이다. 간암으로 진단되는 환자 중 절반가량은 종양이 여러 개이거나 혈관이 침범되어 수술이나 국소 치료법을 시행할 수 없어서, 흔히 사용되는 방법이다.

이때 양귀비 씨 기름을 변형시킨 리피오돌(Lipiodol)이라는 물질을 항암제와 혼합하여 간동맥에 주입함으로써 종양을 괴사시킨다. 간동맥에 주입된 리피오돌은 간종괴에 오랫동안 남아 있기 때문에 항암제와 혼합하여 주입하면 간암 내에서 항암제가 천천히 방출되도록 하는 효과가 있다.

따라서 항암제의 암세포 파괴 효과와 종괴에 영양분을 공급하는 동맥을 막아 혈액 공급을 선택적으로 차단하여 암세포를 괴사시키는 2중의 효과가 있다. 종양이 크면 색전술로 완전히 괴사시키기가 어렵다. 근치적 치료는 아니므로 경과를 추적하면서 색전이 충분하지 않거나 간의 다른 부위에 암이 생겼을 때 색전술을 반복한다.

알코올 주입법과 고주파 열치료법은 단기적인 치료 효과 면에서는 어느 정도 검증되었다고 볼 수 있으나, 재발률이 상당히 높아 장기적인 관찰이 필요하다. 간동맥 색전술은 종괴 내 혈관이 풍부한 간암에 대해서만 시술이 가능하며, 시술 후 간 기능이 악화될 수 있기 때문에 간 기능이 아주 나쁜 환자는 불가능하다. 또한 시술 후에 통증이나 발열이 있다는 점이 단점이다.

수술로 제거가 불가능하거나 간 외의 림프절이나 다른 장기로 전이를 일으켜 암이 계속 진행되는 경우, 간암이 간문맥이나 간정맥 등 혈관을 침범했을 때에는 전신 항암 치료를 하게 된다. 그러나 치료 효과가 그다지 좋지 않아 표준치료로 이용되지 않는다.

기존의 항암제는 여러 가지 부작용을 초래할 뿐만 아니라 생명 연장 효과가 명확하지 않은데, 표적 치료제인 소라페닙(sorafenib, 상품명 넥사바 Nexavar)의 경우 생명 연장 효과가 명확히 입증되어 2007년 11월에 간암 치료제로서 미국 FDA의 승인을 받았다. 우리나라에서는 2008년 3월 식약청의 시판 허가를 받은 국내 유일의 경구용 간암 치료제로, 간암 환자에게 사용할 수 있는 전신적 항암요법제다. 넥사바는 기존의 항암제와 달리 부작용이 적고, 경구제이기 때문에 입원하지 않고 일상생활을 할 수 있어 편리하다.

기존의 세포 독성 항암제보다 덜하긴 해도 넥사바도 부작용이 있다. 가장 흔한 이상 반응은 손과 발이 벗겨지고 통증이 생기는 수족 피부 부작용(손발증후군)이나 소양증(가려움증), 경미한 설사, 피로 등인데, 개인차가 크다. 부작용은 약제의 용량을 감량하면 호전되는 경우가 많아서 항암제 투여 후 2~4주 동안 부작용 발생 여부를 잘 관찰하여 투여 용량을 결정한다. 그러나 진행된 간암에 사용되는 만큼 치료 효과가 충분히 만족스럽지는 않고, 암세포의 살해보다는 성장 억제에 초점이 맞추어져 있어 장기적인 치료가 필요하다.

간암의 재발과 전이

대부분의 암에서 예후를 결정하는 가장 중요한 인자는 병기다. 그런데 간암은 간경화에 의한 간 기능 저하가 동반되는 경우가 많아서 병기만으로는 간암의 예후를 제대로 반영하지 못한다. B형 간염 보균자나 간경화 환자는 암을 치료해도 재발의 가능성이 높다. 간암의 근치적 절제술 후 생존율이나 재발률과 관련이 있는 인자로는 종양의 크기, 수, 혈관 침범 유무 등이 있는데, 이 중 종양의 수가 가장 중요하다.

간암은 직접 침윤, 림프절 전이, 혈행성 전이를 일으킨다. 종양에서 인접한 간 조직으로 직접 침윤하거나 문맥가지를 통해 간 내 전이, 간문맥 전이를 일으키기 쉬우며, 림프관을 통해 간 외 전이를 초래한다.

간암의 전이가 가장 흔히 나타나는 곳은 폐다. 그다음은 림프절인데, 간문부의 림프절이 가장 많고, 췌장 주위, 후복막의 림프절에 전이된다. 드물기는 하지만 늑골, 척추, 횡격막, 복막 등으로 전이되는 경우도 있다. 폐로 전이되면 예후가 나쁘다.

간암 환자의 생존율을 높이는 데는 재발을 조기에 발견하는 것이 중요하고, 적절한 주기로 추적 검사를 시행하는 것이 최선이다. 간 절제술 후 추적 관찰은 종양 표지자인 AFP와 PIVKA II 검사와 CT, MRI와 같은 영상의학적 검사가 이용되고 있다. 초음파는 잘 이용되지 않는데, 간 절제술로 인해 해부학적 구조가 바뀌고 수술 시 사용된 수술 재료에 의해 진단의 정확성이 떨어질 수있기 때문이다. 추적 검사 주기는 수술 후 2년 이내에는 3~6개월마다, 2년이 지나서는 6~12개월마다 시행하는 것이 일반적이다.

다양한 암 진단 및 치료 효과를 판별하기 F-18 FDG PET/CT 검사가 이용된다. 암세포에서는 포도당 대사가 항진되어 FDG 섭취가 증가되고, 양성 종양에서는 세포의 포도당 대사가 증가되지 않으므로 FDG 섭취가 음성으로 나온다. F-18 FDG는 세포의 당 대사에 비례하여 섭취되는 방사선 의약품으로, 이를 환자에 투여한 후 PET/CT 검사로 다양한 암의 진단 및 치료 효과를 판정한다.

그런데 간암은 다른 암과 달리 FDG 섭취가 잘되는 간암이 있는가 하면, 상당히 큰 종양인데도 거의 섭취되지 않는 경우도 많다. 간암은 다양한 장기로 전이가 잘되는데, 다양한 섭취를 보이는 원발성 간암과 달리 간으로 전이된 전이암의 경우에는 대부분 FDG 섭취가 증가되어 있어 이를 예민하게 진단할 수 있다.

대장암

대장암은 서구에서 흔한 암으로 알려졌지만, 우리나라에서도 점점 증가하고 있다. 과거에 비해 육식이나 고지방식을 즐기는 서구화된 식습관이 세포의 변성을 촉진해 암으로 발전하는 경우가 많아졌다.

대장암은 치료가 늦어지면 치명적이지만, 림프절 전이가 없을 경우 5년 생존율이 90%에 이를 정도로 양호한 반면, 림프절 전이가 있을 경우에는 5년 생존율이 약 69%로 감소하고, 원격 전이가 있을 경우에는 12%밖에 되지 않을 정도로 낮다. 80% 이상이 대장 용종에서 암으로 진행하므로, 아무런 증상이 없는 건강한 사람이라면 전암성 병변인 대장 용종을 제거하면 대장암을 예방할 수 있다. 그러므로 임파선 전이와 원격 전이가 일어나기 전에 대장암을 조기 발견하면 완치가 가능하다.

대장암의 진단과 재발

대장 용종을 제거하거나 대장암을 조기에 발견하기 위해 시행하는 검사를 대장암 선별검사라 한다. 대장암의 발생 위험은 개인마다 다르기 때문에 선별검사를 언제부터, 얼마나 자주 시행해야 할지 결정하려면, 대장암의 가족력 유무, 염증성 장 질환처럼 대장암이 발생할 가능성이 높은 질환을 앓고 있는지 등을 고려해야 한다.

대장암의 발생 위험을 높이는 동반 질환이 없는 경우에는 대장 용종과 대장암의 위험이 증가하는 50세부터 선별검사를 시작할 것을 권고한다. 그러나 복통, 혈변, 체중 감소, 배변 습관의 변화, 철 결핍성 빈혈 등 대장암과 연관되는 증상이나 징후가 있다면, 연령에 상관없이 바로 대장 내시경 검사 등 적절한 진단 검사를 해야 한다.

대장암은 진행되면 장폐쇄를 일으키기 쉬워서 대개 응급수술을 하는 경우가 많다. 그런데 대장암 수술 이전에 해야 하는 응급수술은 환자에게 큰 부담이 된다. 최근에는 대장암이 진행되어 폐쇄가 일어난 경우, 스텐트를 삽입하여 응급수술을 피하고 암 수술만 할 수 있어 환자의 회복에 큰 도움을 주고 있다.

대장암은 대장 또는 직장의 발병 위치 등에 의해 달라지긴 하지만, 대체로 25~50%의 환자에게서 재발한다. 수술 부위에 재발하는 국소 재발, 간·폐·뼈 등의 원격 전이, 국소 재발과 원격 전이가 동반된 광범위한 재발 등 3가지 형태로 진행될 수 있다. 국한된 장소에 한정되어 발생하는 국소 재발보다는 원격 전이가 동반된 광범위한 재발이 많다.

대장암의 예후를 결정하는 가장 중요한 인자는 병리학적으로 진단한 암 병기다. 이외에도 인접 장기에 침윤한 정도, 림프절 전이 여부, 종양의 크기, 수술 전후 CEA의 변화가 암의 예후를 결정한다. 조기보다는 진행된 병기에서 재발이 흔하게 일어나므로, 진행된 경우에서는 좀 더 자주 추적 검사를 해야 한다.

혈청 CEA는 대장암에서 비교적 특이하게 나타나는 암 표지자이므로, 수술 전 혈중 CEA 수치가 상승했다면 근치적 절제술 후에도 재발할 가능성이 높다. 특히 수술 후 7일째 CEA 수치가 정상화되지 않는다면 철저한 추적 검사가 필요하다.

대장암은 간으로 가장 흔히 전이되는데, 대장의 정맥이 간문맥으로 들어가기 때문이다. 재발의 80%가 간을 포함한 복강 내에서 나타나며, 간의 단독 전이는 3분의 1 정도다. 나머지는 복합 장기의 다발성 전이로 나타난다. 간 다음으로 흔히 전이되는 장소는 폐다. 그 외에 드물게 복막, 뼈 등에도 전이한다. 반면 직장암은 국소 재발(골반강 내 재발) 및 폐 전이가 대장암에 비해 흔한데, 이는 폐로 혈행성 전이가 일어나기 때문이다.

대개 70~80%는 수술 후 2년 이내에 재발하고, 수술 후 5년이 지나면 재발 가능성은 떨어진다. 대장암의 이배화 기간은 620일이지만 간 전이 및 복강 내 전이 병소는 이배화 기간이 60~70일이므로, 전이 병소의 성장 속도를 고려하여 추적 검사를 해야 한다. 대장암에서 비교적 특이하게 증가하는 혈청 CEA가 지속적으로 상승하면 재발을 의미한다. 재발이 발견되기 4~6개월 전부터 이미 CEA 증가가 일어나므로 조기 발견이 가능하다. 이처럼 대부분의 재발 환자에게서 재발이 발견되기 수개월 전에 수치가 증가되므로 근치적 절제가 가능하다.

추적 관찰을 위해 혈액검사와 종양 표지자 검사를 2~3개월마다 시행하고, 흉부 X선 검사는 6~12개월마다 시행하는 경우가 많다. 대장 내시경 검사는 수술 후 빠른 시간 내에 시행하고, 1년 후 검사하고 이상이 없으면 3년마다 시행한다. 검사에서 재발이 의심되거나 발견되면 정확한 진단과 재발 장소를 찾기 위해 정밀한 영상진단을 시행한다. 일반적으로 CT는 병변의 크기가 2센티미터 이상일 때 발견율이 높고, 1센티미터 이하일 때는 발견율이 떨어진다. CT와 MRI는 CEA 검사 등의 결과 간 전이가 의심될 때 정확한 진단을 위해 이용되는데, CT가 MRI보다 정확하다.

대장암의 치료

대장암의 완치를 위한 유일한 치료는 근치적 절제다. 간으로 전이된 경우라도 간 이외의 장기에 전이가 없을 경우 수술적 절제가 원칙이며, 근치적 절제를 했을 경우 5년 생존율이 30~50%에 이른다. 종양이 대장을 거의 완전히 막아 대장 폐쇄가 있다면, 내시경을 이용하여 병변 부위에 스텐트를 삽입하여 수술 전에 폐쇄 부위를 넓힌 후 한 번에 수술한다.

암이 대장에 국한되어 있어 근치적 절제를 했더라도, 수술 후 남아 있는 보이지 않는 암세포에 의해 미세 전이가 일어나 재발할 위험이 있다. 그래서 재발을 방지하기 위해 항암 치료를 한다. 수술 후 재발을 방지하기 위해 항암제 치료를 하는 것을 보조 항암 치료(보조 항암화학요법)라고 한다. 정해진 일정에 따라 일정 기간 치료하고, 치료를 마친 후에는 추적 관찰을 시행한다.

과거에 항암제는 대부분 정맥주사용이라 입원하여 주사를 맞아야 했지만, 먹는 경구용 항암제가 나오면서 입원할 필요가 없고 주사용 항암제보다 부작용이 적다. 대장암 항암 치료는 폴폭스(FOLFOX) 요법이 가장 일반적인데, 폴리닉산, 5-플루오로우라실, 옥살리플라틴의 3가지 약을 병용해서 투여하는 것을 말한다. 한편 미국 FDA의 승인을 받은 표적 치료제인 아바스틴(Avastin®), 얼비툭스(Erbitux®), 벡티빅스(Vectibix®) 등을 추가하면서 전이성 혹은 재발성 대장암의 생존 기간이 획기적으로 증가했다. 그러나 얼비툭스와 벡티빅스가 모든 대장암 환자에게 효과가 있는 것은 아니다. KRAS 정상형 종양을 가진 환자가 좋은 반응을 보이지만, 대장암 환자의 40%는 KRAS 유전자 변이를 가지고 있어서 얼비툭스와 벡티빅스에 반응하지 않는다.

대장암이 간으로 전이한 환자는 근치적 간 절제를 했을 경우 30~50%의 5년 생존율을 보이지만, 반 이상의 환자는 2~3년 내에 재발한다. 이 중 30~50%는 간에만 재발하므로 간동맥 항암 치료를 하게 된다. 이는 국소 재발과 암의 진행을 최소화하여 생존율을 향상시키는 데 목적이 있다. 간동맥 내 항암제 주입 치료는 수술이 불가능한 대장암이 간으로 전이된 환자의 1차 치료나 항암 치료에 실패한 경우에 2차 치료 방법으로 이용된다.

4기 대장암이란 대장 이외의 다른 장기에 전이가 일어난 상태로, 주로 간, 폐, 복막, 뼈 등에 발생한다. 과거에는 4기로 진단받은 대장암 환자들은 5년 생존율이 15~20% 정도밖에 되지 않아 완화적 항암 치료에만 의존했다. 그러나 최근에는 간 이외의 장기에 전이되지 않아 절제할 수 있는 간 전이성 병변을 가진 환자의 경우, 근치적 수술을 한 후 보조 항암요법을 시행하거나 절제 불가능한 병변을 수술 전 항암 치료를 통해 절제할 수 있게 만든 후 수술을 진행한다. 수술 전에 항암 치료를 하면 수술이 불가능한 간 전이 대장암 환자의 15~30%가 절제 가능한 상태로 전환된다. 또한 폐로만 전이되어 완전 절제가 가능한 경우에도 5년 생존율이 20~50%로 보고되고 있다.

단일 장기에 국한된 전이성 4기 환자의 경우, 수술 후에 표적 치료제를 포함한 항암 치료를 적극적으로 하면 완치에 이를 수 있다.

폐암

    폐암은 위암, 대장암, 간암에 이어 네 번째로 많이 발생하는 암이다. 그러나 폐암 환자는 지속적으로 늘고 있고, 사망률이 가장 높아서 우리나라뿐만 아니라 미국을 비롯한 세계 여러 나라에서 악성종양으로 인한 사망 원인 중 1위를 차지한다. 폐암의 5년 생존율은 15% 정도로 매우 낮다. 특이적인 증상이 있는 것이 아니라 무증상인 경우도 있어서 수술로 절제가 가능한 1~2기 폐암 환자가 전체 환자의 12%에 불과한 데다, 폐암의 생물학적 악성도가 다른 암에 비해 심하기 때문이기도 하다. 그러나 폐암도 1기에 발견하면 생존율이 70%로 높아지므로 조기 발견이 중요하다.

    과거에는 전체 폐암의 80%가 흡연과 관련 있는 편평상피암이었으나, 최근에는 폐 선암이 가장 많아서 우리나라도 점차 서구화되고 있다.

폐암은 90% 이상이 흡연과 관련이 있어서 담배 연기에 함유된 강력한 발암물질이 암 발생의 중요한 원인이 된다. 흡연자는 비흡연자에 비해 폐암에 걸릴 확률이 10~20배 이상 높다. 그러나 우리나라에서 흡연 인구는 줄지 않고 있으며, 특히 청소년이나 여성 흡연 인구가 급격히 증가하고 있어서 앞으로도 폐암이 계속 늘어날 것으로 예상된다. 폐암은 금연으로 상당 부분 예방할 수 있으므로, 금연이 가장 좋은 예방법이다.

폐암의 증상과 진행

폐암은 조직의 모양과 암세포 특성에 따라 소세포 폐암과 비소세포 폐암으로 분류한다. 전체 폐암의 80%를 차지하는 비소세포 폐암은 세포의 모양에 따라 폐선암(adenocarcinoma), 편평상피세포 폐암(squamous cell carcinoma) 및 대세포 폐암(large cell carcinoma)으로 나뉜다. 소세포 폐암은 항암제로 치료하며, 비소세포 폐암은 수술로 치료한다. 한편 폐 조직에서 암이 발생한 원발성 폐암과 폐가 아닌 다른 장기에서 발생한 암이 혈관이나 림프관을 타고 폐로 이동해서 증식하는 전이성 폐암이 있다.

폐에 발생한 원발 종양 자체에 의한 증상, 폐 주위 흉곽을 침범함으로써 생기는 증상, 폐가 아닌 다른 장기로 전이에 의한 증상 및 종양에서 생성되는 호르몬 등에 의한 증상이 있다. 그러나 폐암 환자의 5~15%는 아무런 증상이 없다.

폐암의 증세로는 특별한 원인이 없는 기침이 제일 먼저 나타난다. 가래에 피가 섞여 나오기도 하는데, 폐 조직에 발생한 종양 자체에 의한 증상이기도 하다. 폐 주위 흉곽을 침범하게 되면 기관 폐쇄에 의한 호흡 곤란, 식도 압박에 의한 연하 곤란, 목소리가 쉬는 증상이 나타날 수 있다.

폐암은 다양한 장기로 전이되지만, 뇌나 뼈 전이가 흔하다. 뇌로 전이하면 두통, 구토, 의식 저하, 경련 등의 증상이 나타나며, 뼈로 전이하면 통증, 골절 및 척수 압박 등이 나타날 수 있다. 또 종양에서 생성되는 호르몬 등의 물질에 의해 식욕부진, 전신 쇠약감, 손가락 끝이 곤봉처럼 변하는 곤봉지, 근무력 증후군 등이 나타날 수 있다.

전체 폐암의 80%를 차지하는 비소세포 폐암의 완치를 위한 유일한 치료법은 조기에 발견해 수술로 종양 부위를 제거하는 근치적 절제술이다. 그러나 우리나라의 경우 수술이 가능한 1~2기에 발견되는 비율이 선진국에 비해 매우 낮다. 대부분 수술이 불가능한 국소 진행성인 3기 혹은 전이성인 4기에서 발견되어 진단받고 대부분 1년 이내에 사망한다. 또한 근치적 절제술을 받은 환자라도 반 정도가 재발한다.

전체 폐암의 15~20%를 차지하는 소세포 폐암은 다른 폐암과 달리 특이한 임상 양상을 보인다. 암세포가 빠르게 성장하여 이배화 기간이 30일이고, 조기에 원격 전이되기 쉽다. 진단 후 적질한 치료를 하지 않으면 대부분 3개월 이내에 사망에 이를 만큼 진행이 매우 빠르며, 항암제나 방사선 치료에 잘 반응한다. 즉, 소세포 폐암은 자라는 속도가 빠르고 다른 장기로 전이가 잘되기 때문에 전신질환으로 간주하여, 대부분 수술을 하지 않고 항암제와 더불어 방사선 치료를 추가하는 것이 원칙이다.

폐암의 진단

폐암은 발생 부위에 따라 중심형 폐암과 말초형 폐암으로 나뉜다. 중심형 폐암은 폐암이 기도를 중심으로 생겨 결절 형태로 나타나며, 기관지 내강을 막게 되면 폐렴이나 무기폐가 발생한다. 말초형 폐암도 대부분 결절 형태로 나타나는데, 종괴가 커지면 폐문 림프절 비대가 동반되기도 한다. 일반적으로 소세포 폐암과 편평상피암은 중심형, 선암과 대세포 폐암은 말초형으로 나타난다.

가장 기본적인 검사는 흉부 X선 검사다. 그러나 폐암의 크기가 10밀리미터 이상이어야 발견되기 때문에 조기 진단에 한계가 있다. 폐암을 발견하였을 때는 이미 암이 진행된 경우가 많아서, 신속하고 정확한 검진을 위해서는 방사선량이 낮은 저선량 흉부 CT 검사를 통해 진단하는 것이 좋다. 흉부 CT는 종양의 크기, 위치, 주위 주요 장기와 림프절 침범 여부를 확인할 수 있어 병기 판정에 필수적인 검사다. 특히 수술 전 종격동 림프절과 흉막 침범 여부를 확인하기 위해 시행한다. 저선량 흉부 CT는 3밀리미터 정도의 작은 결절도 발견할 수 있다. 일반 흉부 CT의 방사선 피폭량은 7mSv이지만, 저선량 흉부 CT는 약 1.5mSv로 일반 흉부 CT의 5분의 1에 불과하다. 그래서 일단 저선량 흉부 CT를 찍고, 암인지 아닌지 구분이 필요할 경우 조직검사와 PET-CT를 추가로 검사한다.

기관지 내시경은 위 내시경과 비슷하지만, 위 내시경보다 가는 관을 코를 통해 기도로 삽입하여 기관과 기관 분지부의 종양 침범 여부를 관찰하는 것이다. 종양의 위치를 확인하고 기관지 세척, 조직 생검 등을 통해 확진할 수 있다. 대개 검사 시간은 30분 정도인데, 검사하는 도중 토하면 기도로 음식물이 넘어가 폐렴이 생길 수 있으므로 검사 전 최소 8시간은 금식해야 한다. 기관지 내시경 검사가 끝난 후 목의 국소 마취가 풀릴 때까지 물을 포함한 음식물 섭취는 금한다.

폐암의 치료

폐암으로 진단되면 폐암 종괴의 크기, 주변 조직과 림프절의 침범 정도, 다른 장기로의 전이 여부에 따라 병기를 정하고, 수술로 종양 절제가 가능한지를 평가한다. 폐를 절제할 경우에는 남은 폐로 일상생활을 하는 데 무리가 없는지 평가해야 한다.

비소세포 폐암은 서서히 단계적으로 진행하므로, 조기에 발견하면 수술로 완치가 가능하다.

보통 1~2기 폐암 환자는 대부분 수술이 가능하고, 3기 초반도 반 이상은 수술할 수 있다. 그러나 비소세포 폐암 환자 중 수술이 가능한 경우는 20% 내외다. 그래서 근치적 수술이 어려운 3기 이상의 비소세포 폐암의 경우에는 항암제와 방사선 치료를 병행하게 된다.

폐를 절제할 때는 폐엽 절제술을 시행하는데, 폐 우엽은 상엽, 중엽, 하엽, 좌엽은 상엽과 하엽으로 이루어져 있다. 이때 인접한 종격동 림프절도 제거한다. 병기에 따라 방사선 치료, 항암 치료, 표적 치료제, 면역 치료제 등 다양한 방법이 시도된다.

비소세포 폐암은 병기에 따라 치료법이 달라진다. 암의 크기가 3센티미터 이하인 1기는 수술이 원칙이고, 2기는 수술, 방사선 치료, 항암제를 복합하여 치료한다. 3기는 종양이 주위 조직에 침범했거나 림프절에 암이 전이된 경우인데, 수술 전에 항암 치료와 방사선 치료를 실시한 후에 수술한다. 수술로 절제가 불가능한 3기와 4기의 경우에는 항암제와 방사선 치료를 복합적으로 실시하고, 그렇지 않다면 항암 치료와 증상을 완화하기 위한 치료를 시행한다.

우리나라에서 가장 흔한 선암은 개인적 유전자 특성에 따라 표적 치료제를 쓸 수 있어서, 종양 조직을 검사하여 유전자 변이에 의해 발현이 증가한 표적 유전자를 확인한다. 선암은 상피세포 성장인자 수용체(Epidermal Growth Factor Receptor, EGFR) 돌연변이가 있는 경우가 30~40%인데, 아시아의 비흡연 여성에게 잘 나타난다. 선암 환자의 5%는 ALK 유전자가 과발현되어 있는데, 이는 종양의 발생과 진행에 결정적인 역할을 하는 유전자다. 만일 유전자

검사에서 특정 유전자의 이상이 발견되지 않거나 검사가 힘든 선암이나 편평상피세포 폐암은 세포 독성 항암제 치료를 하게 되는데, 전신 상태가 양호하다면 2가지 약제를 병용하는 것이 표준적이다.

한편 우리 몸에는 암세포를 공격하는 면역세포가 있어 암세포 표면에 나타난 특정 단백질을 인식해 공격하여 암세포를 제거하는데, 암세포는 면역세포의 활동을 억제하는 PD-L1이라는 단백질을 과발현하여 면역세포의 공격을 피한다. 면역 치료제는 암세포의 PD-L1을 억제하여 면역세포가 암세포를 공격하도록 유도한다. 따라서 1차 치료에 내성을 보인 비소세포 폐암 환자들 중에 PD-L1을 과발현하는 환자의 2차 치료제로 사용되고 있다. 부작용은 세포 독성 항암제보다 상대적으로 적고, 효과를 보인 환자에서는 그 효과가 오래 지속되는 특징이 있다.

폐암의 재발과 전이

폐암의 예후를 결정하는 가장 중요한 인자는 폐암의 병기다. 폐암의 병기를 결정하는 요소 중에서도 원발 종양의 크기나 침범 정도보다 림프절 전이 여부가 생존율을 결정하는 데 가장 중요하다. 림프절 전이가 있는 경우는 림프절 전이가 없는 경우에 비해 예후가 나쁘고 잘 재발한다. 특히 종격동 림프절 전이를 보이는 경우에는 수술만으로 완치가 불가능하다. 그 외에 환자의 전신 상태가 나쁠수록, 체중 감소가 심할수록, 남자의 경우 예후가 나쁘다. 특히 소세포 폐암에서 LDH(lactic dehydrogenase, 락트산 탈수소 효소)와 NSE(neuron specific endolase)가 증가하면 예후가 나쁘다.

폐암의 전이가 가장 흔한 곳은 뇌로, 뇌 전이의 70%는 원발 병소가 폐암이다. 그다음으로 뼈와 간에 흔한데, 뼈 전이가 가장 흔한 부위는 척추, 늑골, 골반뼈 순이다. 소세포 폐암은 조기에 진단되어도 80~90%가 전신에 미세 전이를 일으키므로 수술을 하지 않고 항암제로 치료한다. 그러나 원발 병소에서의 재발률이 30~80%에 이른다. 폐암은 종양의 크기가 임상 경과와 반드시 일치하지는 않는다. 종괴 크기가 작은 조기 폐암의 경우에도 미세 전이가 일어나 예후가 불량한 경우가 많다.

폐암은 대개 종양 크기가 1~2밀리미터 이상일 때, 즉 혈관 형성 시기에 이미 재발한 것으로 추정한다. 비소세포 폐암은 조기 환자라도 근치적 절제술 후 5년 내에 절반 정도가 재발하는데, 대부분 2년 이내에 재발하므로 완치율은 매우 낮다.

방광암

    방광암은 방광에 발생하는 악성종양으로, 비뇨기계암 중 제일 많이 발생한다. 연령에 따라 발생률은 증가하여 60~70대의 노년층에서 주로 발생하고, 남성이 여성보다 발병 위험도가 5배 정도 높다.

    신장은 소변을 생성하는 신실질과 소변의 배출관인 신배(腎杯)와 신우(腎盂)로 나뉜다. 몸 옆구리 좌우에 위치한 신장에서 소변이 만들어지면 신배에서 신우로 흘러가 요관을 통해 방광에 저장되었다가 요도를 거쳐 소변이 나온다. 요관, 방광, 요도의 점막은 모두 이행상피(移行上皮, transitional epithelium)세포로 이루어져 있어서, 요관, 방광, 요도에 생기는 암은 모두 이행상피암이다. 이 중에 소변이 모이는 신우와 요관을 상부 요로라고 부르는데, 신우-요관암도 이행상피암이다. 방광암의 90% 이상은 이행상피세포암이고, 나머지 5%가 편평상피세포암, 2%가 선암으로, 편평세포암과 선암은 이행상피암보다 예후가 나쁘다.

방광암의 가장 큰 원인은 흡연으로, 흡연량, 흡연 기간과 암 발생 위험이 비례하며, 흡연을 시작한 연령이 어릴수록 위험성이 증가한다. 간접흡연이 잦은 비흡연자도 똑같이 위험하다.

방광암도 다른 암과 마찬가지로 개시 단계, 촉진 단계를 거치는데, 여러 가지 종류의 발암물질이 오랫동안 작용하여 유발된다. 특히 직업적으로 염료, 고무, 가죽, 석유화학에 종사하는 사람은 방광암이 발병할 위험이 높다.

방광암의 증상과 진단

방광암의 가장 주된 증상은 통증 없이 소변에 피가 섞여 나오는 무증상 혈뇨다. 그 외 배뇨 곤란, 빈뇨, 긴박뇨 등이 있다. 육안으로 혈뇨를 볼 수도 있지만, 건강검진에서 현미경적으로 혈뇨가 발견되기도 한다. 현미경적 혈뇨란, 일반적으로 3번의 소변검사 중 2번 이상 고배율당 적혈구가 3개 이상 관찰되는 것을 말한다. 혈뇨의 정도가 방광암의 정도와 반드시 일치하는 것이 아니므로, 어떤 종류의 혈뇨라도 방광암을 의심해야 한다.

건강검진에서 무증상의 현미경적 혈뇨가 발견되면 비뇨기과적으로 중요한 질환이 동반될 가능성이 높으므로 추가 검사가 필요하다. 신세포암, 요로암, 방광암, 요도암 등과 같이 생명을 위협하는 암도 있지만, 신장이나 요로결석, 전립선염 등과 같은 양성 질환도 있다. 현미경적 혈뇨가 있을 때 비뇨기계암이 존재할 확률은 2.3~13% 정도로 알려져 있다.

기본적인 검사로 요세포 검사, 영상 진단(요로 조영술, IVP), 방광경 검사 등이 있다. 요세포 검사는 가격이 저렴하고 간단하지만 정확도가 떨어지므로, 요세포 검사상 정상이라고 해서 방광암이 아니라고 확신할 수는 없다. 따라서 요세포 검사 결과가 정상이더라도 방광경 검사 등 적극적인 검사가 필요하다. 방광경 검사는 방광경을 통해 방광 내부와 전립선, 요도 등을 눈으로 직접 관찰할 수 있어 방광암 진단이 가능하다. 요로 조영술(IVP)과 CT 등을 찍기도 하는데, CT는 인접한 주위 조직이나 다른 장기로의 전이를 확인할 수 있어 방광암의 진행 단계를 결정하는 데 가장 중요하다.

방광암의 종류와 재발

암세포가 주변 조직에 침윤한 정도에 따라 점막과 고유층까지만 침범한 표재성 암(비근침윤성 암)과 근육층까지 침범한 침윤성 암(근침윤성 암) 그리고 전이성 방광암으로 분류한다. 표재성 방광암은 혹이 방광 안쪽으로 튀어나와 양배추 모양을 보이는 것이 일반적이다. 이와 달리 방광 표면에 튀어나온 혹이 없이 방광 점막을 따라 퍼져 있는 암을 상피내암이라고 한다. 상피내암은 암세포가 점막에 국한되어 표재성 방광암으로 분류되기는 하지만, 진행성 병변으로 진행될 가능성이 높아서 주의를 기울여야 한다. 표재성 방광암은 잘 재발되는 특성이 있으며, 침윤성 방광암은 전신으로 잘 전이된다.

표재성 암은 전체 방광암의 70~80%를 차지하고, 경요도절제술을 시행하여 종괴가 있는 근육층까지 완전히 절제한다. 비교적 경과는 양호하지만 재발률이 60~70%이므로, 암 조직을 깨끗이 제거했다고 해서 치료가 끝났다고 생각하지 말고 평생 관리해야 한다. 3~4개월마다 방광경 검사와 요세포 검사를 하고, 이상이 없으면 검사 기간을 점차 늘릴 수 있다.

예후에 영향을 미치는 요인은 병기와 분화도인데, 암세포의 분화도에 따라 잘 분화된 암과 미분화암으로 분류한다. 잘 분화된 암은 그 종양이 기원된 조직의 정상세포와 유사한 세포로 이루어진 것이고, 미분화암은 동떨어진 세포로 구성되어 조직학적으로 어느 장기에서 발생했는지 발견하기 어렵다. 일반적으로 양성종양은 조직의 분화도가 좋아 정상 조직에 가까우며, 악성종양일수록 조직의 분화도가 나빠 정상 조직과는 멀어진다. 분화도가 낮은 미분화암은 악성도가 높아 침윤이나 전이를 잘 일으켜 예후가 나쁘다. 같은 암인데도 악성이 강한 암은 분화도가 나쁘고 진행이 빠르며 재발에도 영향을 미쳐 예후에 중요한 요소로 작용한다. 이외에 방광의 여러 부위에 다발성으로 발생하면 재발이 흔하다.

방광 내 BCG 주입 요법은 재발을 막는 데 효과적인데, 모든 방광암 환자에게 일률적으로 사용하지는 않는다. 절제술을 시행하고 2~3주 후 조직학적 분화도나 종양의 개수, 크기, 다발성, 재발 기간 등을 고려하여 시행한다. 고위험군에 주로 투여하며, 중위험군에서는 선별적으로 사용하고, 저위험군에는 그다지 도움이 안 된다.

침윤성 암은 암세포가 방광의 근육층에 침윤되어 방광 밖으로 전이될 가능성이 있다. 그래서 내시경을 이용하여 조직검사를 시행하고, 전신 전이 여부를 확인한 뒤 치료 방법을 결정한다. 대개는 방광 전체를 제거하는 방광 적출술과 양측 골반 림프절 절제술을 시행한다. 수술 후 조직검사 결과 침윤성 암이라고 판명되면, 남아 있는 암세포를 죽여 재발을 막기 위해 항암제 치료를 한다.

이미 림프절이나 다른 장기로 전이된 경우에는 수술하지 않고, 항암제를 병합하여 치료한다. 그러나 치료 효과에 한계가 있고 독성이 심해서, 젬시타빈(Gemcitabine)과 탁산 계열(taxane, 파클리탁셀 혹은 도세탁셀) 항암제가 기존 항암제와 효과가 비슷하고 독성이 적어 임상에서 많이 사용되고 있다. 방사선요법은 이행상피암에는 별로 효과가 없기 때문에, 이미 전이가 일어나서 근치술이 불가능한 경우에 실시한다.

방광암은 암 덩어리가 다발성으로 생기고 재발이 매우 흔한데, 재발을 예측할 수 있는 예후 인자가 뚜렷하지 않아 조기 진단에 어려움이 있다. 그래서 주기적인 추적 검사가 필수적이다.

전립선암

전립선암은 서양에서는 매우 흔해서 미국의 경우 남성 암 사망률 2위를 차지하고, 우리나라 남성에게는 다섯 번째로 많이 발생한다. 대부분 50세 이후에 발생하는데, 최근에는 발생 연령이 차츰 낮아지고 있어서 과거와는 달리 40대 환자도 늘고 있다.

전립선은 방광 아래쪽에 붙어 요도 주변을 둘러싸고 있는, 20그램 정도의 밤톨만 한 크기의 남성 생식기관이다. 정액의 일부를 생성하고 전립선액을 분비해 전립선에 영양을 공급하는 역할을 한다. 전립선액에는 구연산과 아연 성분이 많아서 살균 작용을 하여 요로감염을 예방하는 역할을 한다. 이처럼 남성에게 중요한 역할을 하지만, 나이가 들면서 전립선 요도 옆 부위가 비대해진다. 전립선 비대증은 일반적으로 50대에는 50%, 60대에는 60%, 80대에는 80%나 발생하는 것으로 알려져 있다. 전립선이 크다고 전립선암이 발생하는 것은 아니지만, 전립선 비대증과 전립선암이 동반되는 경우가 많으므로 50세 이상의 남자라면 검진을 받는 것이 좋다.

전립선암의 약 95%는 전립선 상피세포에 발생하는 선암으로, 요도 주위에 발생하는 전립선 비대증과는 달리 전립선의 말초에서 70%가 발생한다. 20%는 이행대, 10%는 중심대에서 발생한다.

전립선암의 증상과 진단

전립선암도 초기에는 대부분 자각 증상이 없다. 암이 진행되면 종양이 커져서 요도를 압박하고, 전립선 비대증과 마찬가지로 배뇨 곤란, 빈뇨 등 배뇨장애가 나타나며, 뼈로 전이되면 그 부위에 심한 통증 및 척수 압박에 의한 마비 등이 발생한다.

근래에 전립선암이 급증한 원인은 피검사로 전립선 특이항원(PSA)을 진단하기가 편리해졌기 때문이다. PSA 검사는 암 검진 필수 항목에 아직 포함돼 있지 않은데, 갑상선암과 마찬가지로 빨리 검진해도 생존율에는 별반 차이가 없기 때문이다.

전립선암이 의심되는 경우 우선 직장 내진(직장 손가락 검사)과 PSA 검사를 하는데, 혈중 PSA 정상치는 0~4ng/ml다. 직장 내진에서 딱딱한 결절이 만져지거나 PSA 검사에서 전립선암이 의심되면 조직검사를 시행한다. 경직장 초음파 검사를 이용한 전립선 침 생검으로 확진하는데, 항문을 통해 전립선 초음파를 하면서 조직검사를 실시하는 방법이다. 전립선 조직은 대개 12군데에서 균등하게 채취한다.

전립선암은 조기에 발견하여 근치적 수술을 받으면 완치도 가능하므로, 50세가 넘으면 1~2년에 한 번씩 PSA 검사를 받는 것이 좋다. 특히 가족 중에 전립선암 환자가 있다면 정기적인 검진은 필수다.

전립선암의 경우 글리슨 점수(Gleason Score)를 따져 악성도를 분류하는데, 환자의 조직 표본에서 가장 많이 나타나는 양상의 분화도와 그다음으로 많이 나타나는 양상의 분화도를 등급화하여 각각 1~5점을 주고 이를 합쳐서 글리슨 합이라고 한다. 등급이 1점이면 분화도가 좋아 정상세포에 가까운 모양이며, 5점이면 정상세포의 모양을 나타내지 않을 만큼 악성도가 가장 심한 암이다. 글리슨 점수가 6점 이하이면 낮은 악성도의 순한 암, 7점은 중간 악성도, 8~10점은 높은 악성도의 독한 암으로 구별하고 있다. 우리나라는 7점 이상의 비교적 독한 암의 빈도가 좀 더 많은 특징이 있다.

진단 시의 조직검사는 전립선의 일부분만 보고 결정하기 때문에 정확한 예후를 판단하기 어렵고, 수술 후 떼어낸 전립선 조직검사의 점수가 최종적인 예후를 결정한다. 전립선 내에만 국한된 암의 경우, 수술 후 10년간 전립선암이 재발하지 않고 생존할 확률이 70~85%다. 수술 대신 방사선 치료를 하면 PSA 수치가 6개월 이상에 걸쳐 낮아지는데, 최저 PSA 수치가 낮을수록 예후가 좋다. 뼈로 전이되는 경우가 가장 흔하며, 림프절, 폐 등으로 전이를 잘 일으킨다.

전립선암의 치료

전립선암의 치료는 치료하지 않고 관찰하는 방법, 수술, 방사선 치료, 남성 호르몬 박탈 요법 및 항암제 치료 등을 단독으로, 또는 병용하여 시행한다.

글리슨 점수 6점이면 치료하지 않고 정기적인 추적 검사를 통해 암을 감시한다. 주로 고령 환자의 경우 암의 진행 속도와 기대 수명 등을 고려하여 결정한다. 7점은 수술이나 방사선 치료를 한다. 8점 이상은 전립선을 벗어나 다른 곳으로 전이하기 쉽다.

주위 장기나 뼈 등으로 전이되어 수술이 불가능한 경우에는 남성 호르몬을 박탈하는 호르몬 요법을 시행한다. 남성 호르몬은 전립선 암세포의 성장을 촉진시키므로 호르몬의 생성을 차단하거나 기능을 억제시켜서 암의 진행을 막거나 속도를 늦출 수 있다. 호르몬 요법으로는 고환 적출술, 여성 호르몬제, 항 남성 호르몬제 등이 있다. 호르몬 요법을 하면 치료 초기에는 약 80~90%의 환자에게 효과가 있으나, 장기적으로 치료하면 내성이 생겨 듣지 않는 단점이 있다.

기존의 치료 방법 중 하나인 근치적 전립선 절제술은 전립선을 수술로 모두 제거하는 방법으로, 성기능 장애, 배뇨장애 등의 부작용이 생길 수 있다. 부작용을 줄일 수 있는 방법으로 치료하지 않고 관찰하는 방법과 국소수술 요법이 있다. 국소수술 요법은 수술 범위를 최소화해 암이 발견된 부분만을 제거하므로, 전립선과 주변 장기의 기능을 최대한 보존할 수 있고 부작용이 적은 장점이 있다. 그래서 고령이나 심폐질환을 앓고 있어 큰 수술이 부담스러운 환자에게 시행한다.

췌장암, 담낭암, 담도암

췌장과 담낭, 담도(담관)에서 발생하는 암은 췌관과 담관이 만나 공통관을 이루어 십이지장으로 배출되기 때문에 전이가 빠르며 황달이 생겨 병원을 찾는 경우가 많다. 다른 암들은 치료 성적이 좋아졌지만, 췌장암과 담도암은 치료해도 소용없다고 할 만큼 가장 치료하기 어려운 암이며 예후가 아주 나쁘다. 조기 진단이 생존율을 높일 수 있는 유일한 방법이므로, 증상이 의심될 때 적극적인 검사가 필요하다.

췌장암

췌장은 후복막에 위치한 약 20센티미터의 길쭉한 장기로, 두부

(頭部), 체부(體部), 미부(尾部)로 나뉜다. 두부는 십이지장 내연측에 위치한 오른쪽의 불룩한 부분이며, 체부는 위의 후방 및 상장간막 정맥, 상장간막 동맥 앞을 지나고, 미부는 가늘고 긴 왼쪽의 꼬리 부분이다. 췌장 속에는 췌관이 있고, 췌장에서 발생한 암의 90% 정도가 췌장세포에서 발생하는 선암이다.

췌장암은 소화기암 중에서 가장 발견하기 힘들고 치료도 어렵다. 생물학적 특성상 매우 공격적이고 전이가 빨리 일어나 진행이 매우 빠른 치명적인 질병으로, 생존율이 매우 낮다. 실제로 췌장암 진단 후 5년 생존율은 1~4%에 불과하다.

상복부 위장 뒤의 깊숙한 후복막강 내에 위치하고 있는 데다 발생 초기에는 특징적인 증상이나 증후가 없어 조기 진단이 매우 어렵고, 다른 암보다 일찌감치 주변 장기로 전이되어 조기에 발견해도 근치적 절제가 불가능한 경우가 많다. 진단을 해도 고난도의 광범위한 절제가 필요한 수술이라 위험 부담이 높고, 항암 치료와 방사선 치료도 다른 암에 비해 까다롭다.

서양에서 췌장암은 소화기암 중 대장암 다음으로 빈번히 발생하는데, 최근 들어 우리나라에서도 발생률이 증가하고 있다. 이는 식생활의 변화와 관련이 있는 것으로 보이며, 국내에서도 췌장암의 발생 빈도가 점차 증가하리라고 추측된다. 췌장암은 남성이 여성보다 약 1.5배나 발생률이 높고, 대개 50세 이상에서 발생한다. 흡연자는 비흡연자에 비해 발생 빈도가 2~3배가량 높으며, 담배를 많이 피울수록 그 위험도가 증가하고 끊으면 위험도가 감소한다. 그동안 췌장암의 원인으로 음주가 의심되었지만, 결정적인 증거는 아직 없다. 췌장암은 만성 췌장염 환자의 경우 15배나 많이 발생하는데, 만성 췌장염의 가장 흔한 원인이 알코올임을 감안한다면 과도한 음주는 피해야 한다. 육류나 지방을 많이 섭취하는 사람은 신선한 채소나 과일을 많이 섭취하는 사람에 비해 발생률이 2배 높다.

　췌장암 진단에는 초음파와 CT 검사가 이용된다. 약 2센티미터까지 췌장 내 종괴를 찾아낼 수 있으며, 췌장암에 의한 2차적 변화로 췌관의 확장을 관찰할 수 있다. CT는 초음파보다 장 내 가스나 복수 등 다른 조건과 상관없이 췌장 전체의 형태학적 변화를 정확하게 볼 수 있는 장점이 있지만, 비용이 많이 들고 1~2센티미터 이하의 작은 병변을 발견하지 못하는 단점이 있다.

　최근 내시경 초음파가 췌장암을 발견하는 데 가장 정확도가 높은 것으로 평가된다. 초음파를 장착한 내시경을 위와 십이지장에 넣어 췌장을 직접 관찰하는 검사법이라, 장 내 가스 때문에 복부 초음파에서는 잘 관찰하기 어려운 부위도 살펴볼 수 있으며 CT에서 발견하지 못하는 작은 병변도 발견할 수 있다. 특히 낭성 종양의 크기, 모양, 격막의 존재 유무 등을 정확히 파악해서 낭종의 악성도를 판단하는 데 정확도가 높다. 또한 내시경 초음파로 췌장암 조직을 얻어 췌장암 여부를 확인할 수 있다. 시술에 따른 합병증은 거의 없으며 방사선 조사도 필요 없으므로 안전하게 시행할 수 있는 장점이 있다.

췌장암은 대부분 50세 이상의 고연령층에서 발생하며, 40대 미만에서는 드물다. 췌장암의 증상은 매우 다양하다. 먼저 체중 감소와 오심과 같은 비특이적인 증상이 나타날 수 있는데, 초기에는 대부분 특별한 증상이 나타나지 않고 병이 진행되면서 서서히 나타난다. 가장 흔한 증상은 상복부 복통과 체중 감소인데, 체중 감소는 환자의 약 80%에서 나타난다. 그 외에 황달, 오심과 구토, 소화불량, 전신 쇠약감 등이 올 수 있다.

통증은 대부분 느끼지만 처음에는 애매해서 무시해버리는 경우가 많다. 주로 명치 부근이나 오른쪽 또는 왼쪽 상복부에서 통증이 느껴지며, 약 25%의 환자에게는 등 쪽으로 뻗치는 특징적인 통증이 발생하기도 한다. 등 쪽으로 뻗치는 통증은 주로 췌두부암에서 나타나며 췌장의 막이 압력으로 팽창하거나 췌관이 좁아지거나 막혔을 때 생긴다. 반면 췌장 체부와 미부의 암은 그 크기가 매우 커질 때까지 통증이 없는 경우가 많다. 복통은 식사 후 또는 누웠을 때 심하고, 허리를 앞으로 굽히면 완화된다. 초기에는 통증이 간헐적으로 오지만, 시간이 경과함에 따라 지속적이며 그 정도도 심해진다.

췌장암의 위치에 따라 임상 증상에 차이가 있을 수 있어서, 두부에 췌장암이 발생한 췌두부암은 대부분의 경우(약 80%)에 황달이 발생하여 조기에 암을 발견할 수 있는 지표가 되기도 한다. 그러나 체부나 미부의 췌장암에서는 황달이 드문데, 황달이 발생했을 때에는 이미 간이나 림프절 전이를 동반한 경우가 많다.

또한 췌장암 환자 중에는 암에 의해 당뇨병이 발생할 수도 있다. 전에는 없었던 당뇨병이 나타나거나, 기존의 당뇨병이 악화되기도 한다. 따라서 40세 이상에서 갑자기 당뇨병이나 췌장염이 생기는 경우에 췌장암도 고려해야 한다. 이처럼 췌장암 발생의 위험을 암시하는 증상이나 질병이 거론되고 있지만, 아직 정확한 발병 기전은 명확히 밝혀지지 않은 실정이다.

그러나 다음과 같은 소견이 관찰되는 경우에는 췌장암의 가능성을 고려하여 혈액검사, 복부 초음파 검사 또는 복부 CT 등의 검사를 시행하여 조기에 췌장암을 발견하는 것이 좋다.

췌장암을 의심할 수 있는 고위험군

1. 40세 이상의 남자

2. 최근 들어 정상 체중의 10% 이상 급격히 감소한 경우

3. 원인 불명의 상복부 통증 및 요통

4. 상부 소화관 X선 검사 또는 내시경 검사에서는 정상이지만, 막연한 소화불량이 지속될 때

5. 가족력 및 비만을 동반하지 않는데도 급격히 당뇨병이 나타 날 때

6. 혈청 및 소변에서 amylase, elastase I 등의 췌장 효소가 상 승할 때

췌장암 수술에서 가장 많이 시행되고 있는 방법은 췌십이지장 절제술이나 그 변형이다. 췌십이지장절제술은 약 60여 년 전에 위 플(Whipple)이라는 의사에 의해 처음으로 시도되어 췌두부암의 근 치 목적 표준술식으로 현재까지 쓰이고 있다. 외과 수술 중 가장 어려워서 외과 수술의 꽃으로 알려져 있다. 그러나 췌장암의 치료 효과가 기대만큼 향상되지 않아 재평가가 계속되고 있다. 최근 시 행되고 있는 위십이지장구부보존 췌십이지장절제술(PPPD)은 췌 십이지장절제술의 변형으로, 위유문부와 십이지장구부를 절제하

지 않고 보존하기 때문에 위 절제 후 증후군을 피할 수 있고, 수술 후 영양 상태가 개선되며, 치료 효과는 췌십이지장절제술과 비슷한 것으로 보고되어 많이 시행하고 있다.

그러나 아직도 췌장암은 절제 가능한 예가 적고, 수술법이 발전하고 절제 범위를 확대해도 생존율은 기대만큼 호전되지 않고 있다. 치료 실패의 원인은 원격 전이와 복강 내 전이 때문이다. 다른 암도 마찬가지로 림프절 전이가 있는 진행암(3기)에서 재발이 잘 일어난다. 특히 위, 십이지장, 대장 또는 주위 대혈관에 암 침윤이 있는 경우에는 근치적 절제가 불가능하여 재발이 잘 일어난다.

췌장에 발생하는 암은 여러 가지가 있지만, 췌관 상피세포에서 발생하는 선암이 75~90%를 차지하며 70% 이상이 췌두부에서 발생한다. 췌두부암이 체부와 미부의 암에 비해 약 2배가 많다. 가장 흔한 췌장선암은 진행이 매우 빨라 주위 조직과 림프절로의 전이가 흔하다. 간과 복막 그리고 골반강 내 복강 등에 자주 전이되며, 복부 장기 이외의 장기 중에는 폐로의 전이가 가장 흔하다.

췌장암은 다른 소화기암과 달리 조기 진단이 어렵고, 진단하더라도 대부분의 환자는 수술이나 방사선 치료로 완치가 불가능한 병기에 접어들어 국소적으로 진행했거나 원격 전이가 발생한 상태다. 따라서 근치적 절제가 불가능하여 치료를 해도 췌장암 환자의 예후가 좋지 못한 예가 많다.

췌장암의 진단 및 예후 판정에 이용되는 암(종양) 표지자는 CEA와 CA 19-9이 있다. CEA는 처음에 대장암 암 표지자로 여겨졌지만, 진행된 췌장암의 60% 이상에서도 CEA 수치가 올라간다. CEA 수치는 악성 암뿐만 아니라 만성간염, 간경변증, 만성 췌장염, 염증성 장 질환에서도 증가한다. 또한 췌장암의 초기에는 흔히 정상치를 보여 조기 진단에 도움이 되지 않는다. 따라서 주기적으로 측정하여 췌장암 치료에 대한 반응 및 예후를 판정하는 데 의의가 있다.

한편 CA 19-9은 다른 종양이나 양성 질환에서도 상승할 수 있어 췌담도암 진단에 한계가 있지만, 마땅히 조기 진단법이 없는 췌담도암에서 민감도와 특이도가 80% 이상이라 췌담도암 진단에 많이 이용되고 있다. 그런데 췌장암 이외에도 담도를 포함한 소화기계의 암과 담석증, 담관염, 폐쇄성 황달이 동반되는 경우, 간 낭종이나 간 농양 등과 같은 양성 질환에서도 꽤 높은 수치로 상승하는 경우가 있어서 암과 구분하기가 어렵다. 또 전체 인구의 10% 정도는 CA 19-9 자체가 검출되지 않아, 암이 있어도 정상으로 나올 수 있다.

실제 임상에서는 췌담도암의 조기 진단 목적이라기보다는 췌담도암 위험 인자를 가지고 있는 환자를 추적 관찰하는 목적으로 사용하거나 수술 후 경과 관찰에 많이 이용한다. 췌담도암 환자의 경우, 수술 전 상승했던 CA 19-9 수치가 떨어졌다가 다시 상승하면 재발을 의심해야 한다. 따라서 수술 전에 CA 19-9가 상승하면 수술 후 효과를 판정하고 재발을 발견하기 위해 주기적으로 측정하게 된다.

혈중 CA 19-9의 정상치는 37U/ml 이하이지만, 많은 양성 질환에서 정상 수치의 2~3배 정도까지는 증가하기도 하므로 최소 120U/ml는 넘어야 췌장암의 진단이 가능하다. 대개 나이, 성별, 증상 유무와 관계없이 100U/ml 이상이면 복부 CT를 촬영한다. 100U/ml 미만인 경우, 나이 60세 이상이거나 60세 미만이더라도 체중 감소, 등과 복부 통증이 있거나 만성 췌장염, 흡연자, 40세 이상인데 갑자기 당뇨병이 발생한 경우는 복부 골반 CT를 촬영한다.

수술적 절제가 불가능한 환자의 경우, 방사선 치료와 항암제 치료(5-FU, Gemcitabine 등)를 동시에 진행할 수 있다. 젬시타빈이 5-FU에 비해 단독 요법의 효과가 더 우수하다고 입증되어 췌장암 항암 치료의 표준치료로 자리 잡게 되었다. 젬시타빈은 부작용이 심하지 않지만, 간질성 폐렴이 일어날 수도 있다. 최근 표적 치료제인 타세바(Taraceva®, erlotinib)는 췌장암에서는 효과가 미미해서 겜시타빈과 병용하기도 한다. 췌장암에서 1차 항암제로 겜시타빈을 투여했는데도 병이 진행되면 5-FU, 옥살리플라틴(oxaliplatin)이나 5-FU 경구용 제제인 젤로다(capecitabine, Xeloda®)를 사용하기도 한다. 수술 후에 항암제와 방사선 치료 병용 요법이 시도되기는 하지만, 재발 방지 효과가 미미하므로 더 효과적인 약제와 치료 방법이 필요하다.

담낭암

담낭(쓸개)에 생기는 악성종양을 담낭암이라고 하는데, 비교적 드문 질환이지만 담관계의 악성종양 중에서는 가장 많은 빈도를 차지한다. 대부분 선암종이며 다른 암에 비해 병의 예후가 좋지 않아 평균 생존 기간이 6개월 정도다. 남녀 비율은 1 대 3 정도로 여성에게 많이 발생하며, 주로 60세 이상 연령이 높을수록 자주 일어난다.

담낭암 환자의 80% 정도는 담석이 동반되며, 담석이 없는 사람보다 5~10배가량 발생 위험이 높다. 직경 1센티미터 미만의 담석에 비해 3센티미터 이상의 거대 담석이 있는 경우 10배 이상 발생률이 높다고 한다. 그러나 전체 담석 환자 중 담낭암의 발생률이 1%에 지나지 않아 담석이 있다고 해서 모두 예방적 담낭 절제술을 시행하지는 않는다. 다만 50세 이상의 담석 환자는 1년에 한 번 초음파 검사를 권장한다. 담낭암은 80% 이상에서 초음파 검사로 진단이 가능하다.

담낭암의 발생 원인은 아직 확실하지 않다. 그러나 담낭 점막의 만성적인 자극과 염증으로 상피세포가 변화해 암으로 발전한다고 알려져 있어서, 여러 가지 담도계 질환이 담낭암의 발생과 연관되어 있다고 추정되고 있다. 담낭암 발생과 관련 있는 위험 인자로는 담석과 만성 담낭염, 췌담관 합류 이상, 석회화 담낭, 고무와 석유제품과 같은 여러 가지 화학물질 등이 있다.

10밀리미터 이상의 담낭 용종은 전암 병변으로 악성화될 위험이 있으므로 담낭 절제술이 권장된다. 담낭은 조직학적으로 점막 하층이 없어 비교적 조기에 전이가 잘되므로 근치적 절제가 불가능한 경우가 많지만, 급·만성 담낭염으로 담낭 절제술을 할 때 우연히 발견되어 절제하는 경우에는 대부분 완치된다. 담낭 절제술 후에 우연히 발견된 담낭암이 점막 및 근육층에만 국한되었을 경우에는 치료도 필요 없으며 5년 생존율이 매우 높다. 그러나 이처럼 우연히 발견되는 조기 담낭암은 전체 담낭암 환자의 5~10%

에 불과하다.

초기에는 특별한 증상이 없기 때문에 조기 진단이 어렵다. 증상은 급성 또는 만성 담낭염의 형태로 나타나며, 우상 복부나 명치 아랫부분인 심와부에 통증이 느껴지거나 오심, 구토가 나타난다. 진행되면 체중 감소를 동반한 우상 복부 통증, 담관 폐쇄로 인한 황달이 생긴다. 황달이 있으면 예후가 좋지 않다. 담관염이 동반되지 않을 경우 대부분 열이 나지 않는 것이 특징이다.

실제 담낭의 병변은 해부학적 위치상 조직학적 진단을 하지 못하므로 영상 소견에 의존해야 한다. 복부 초음파, 복부 CT, 복부 MRI 등의 영상 진단 검사 방법을 이용하고 복부 초음파 검사로 80% 이상 진단이 가능하다. 초음파 검사는 방사선이 나오지 않으며 CT, MRI와 달리 검사와 동시에 진단과 판독이 이루어지는 실시간 진료라 매우 편리하다. 담낭 내에 종괴를 형성하는 경우, 담낭 벽이 불규칙하게 두꺼워진 경우나 간으로 전이된 경우에는 초음파로 진단이 가능하다. 그러나 담낭 벽이 두꺼워진 형태에서는 담낭염과 감별하기 어렵다. 복부 CT는 림프절 및 전이성 병변을 발견할 수 있으며, MRI는 양성 벽 비후(두꺼워짐)를 보이는 만성 담낭염과 같은 양성 질환과 암을 감별할 수 있다는 장점이 있다.

담낭암이 되기 쉬우므로 담낭을 미리 제거하여 담낭암을 예방하는 경우도 있다. 첫째, 담낭 용종을 동반한 담석이 있는 경우다. 둘째, 석회화 담낭은 담낭암 발생률이 50% 이상 높아 예방적 담낭 절제술을 한다. 셋째, 2~3센티미터 이상의 거대 담석이 있는 경우다. 넷째, 악성 인자 중 가장 중요한 인자는 담낭 용종의 크기다. 크기가 10밀리미터 이상인 담낭 용종은 악성의 가능성이 높다. 다섯째, 췌담관 합류 이상이 있으면 담낭암 발생률이 12~67%로 예방적 담낭 절제술이 권유된다. 영상 진단 결과 담낭암 발생 위험이 높게 나오더라도 경과를 100% 예측할 수 없으므로 예방적 담낭 절제술이 추천된다. 그러나 담낭을 제거하는 수술이므로 신중히 결정해야 한다.

담낭암의 완치를 위한 유일한 치료는 근치적 절제다. 담낭암에 사용 가능한 항암제들은 주사 항암제, 경구 항암제와 표적 치료제인 타세바 등이 있으며 환자에 따라 단독 또는 병용하여 사용한다. 항암제 투여 스케줄은 약제의 종류에 따라 다르다.

담도암

담도암은 서양에서는 드물지만, 동양에서는 10만 명당 8~10명 정도 발생한다. 남자가 여자보다 1.3 대 1로 약간 많고, 40~60대에서 자주 발병한다. 그 위치에 따라 간 내 담도암과 간 외 담도암으로 나뉘며, 간 내 담도암은 주변부 담도암과 간문부 담도암으로 분류한다. 간 외 담도암은 그 발생 부위에 따라 상부(근위부), 중부, 하부(원위부) 담도암으로 구분되며 임상 양상, 치료 방법, 예후 등에 약간의 차이가 있다.

지금까지 알려진 담도암의 위험 인자로는 간흡충증과 같은 만성 간담도 내 기생충 감염, 담도 낭종, 담관 확장을 동반한 선천성 기형, 만성 궤양성 대장염, 원발성 경화성 담도염이 있으며, 발암 물질에 노출될 가능성이 있는 직업(고무, 항공기, 화학약품, 자동차 공장에 근무하는 사람)을 가졌을 경우 담도암 발생 위험이 높다. 궤양성 대장염이나 담도 낭종 환자는 20년 정도 빨리 발생한다. 담도 낭종만 있어도 담도암의 발생율이 상당히 높은데, 담도 낭종과 췌담관 합류 이상이 동반된 경우 발생률이 더 높다. 이외에도 궤양성 대장염과 원발성 경화성 담도염이 공존하면 일반인에 비해 30배나 위험하다. 담도암의 원인이 되는 간흡충증을 예방하려면 익히지 않은 민물고기의 섭취를 피하고, 간흡충증에 감염되었다면 바로 치료제를 복용해야 한다.

담도암의 초기에는 특별한 증상이 없기 때문에 조기 진단이 어렵다. 종양이 담도에서 십이지장으로 이어지는 부분을 막으면 담도 폐쇄로 담즙의 흐름이 차단되어 황달이 생기는데, 폐쇄성 황달이 명확히 나타나기 전까지는 무증상인 경우가 많다. 담도 폐쇄는 서서히 진행되기 때문에 임상적으로 암이 진단될 때에는 이미 상당히 진행된 경우가 많다. 담도 폐쇄로 인한 증상으로 황달, 소양증, 회색 변(변이 하얗게 나옴)이 있으며, 피로감, 오심, 구토, 우상 복부나 명치 부위에 뚜렷하게 국한되지 않은 통증이 있을 수 있다.

담도암 진단에는 복부 초음파, 복부 CT, 복부 MRI 등 영상 진단 검사 방법을 이용하는데, 국소적인 협착 부위나 종괴가 있고 그 상부의 담관이 늘어난 소견을 보인다.

담도암의 완치를 위한 유일한 치료법은 수술적 절제로, 치료 방법은 암의 크기, 위치, 병기, 환자의 나이와 건강 상태 등을 고려하여 결정하게 된다. 진단 당시 절제가 가능한 경우는 40~50% 정도에 불과하며, 25%의 환자만 근치적 절제가 가능하다. 담도암 전체 환자의 5년 생존율은 5%밖에 되지 않는다. 상부 간 내 담관에 생긴 병변(간문부 담도암)은 담도, 담낭과 함께 간을 부분 절제해야 완치 가능성을 높인다. 그러나 간문부 담도암은 초기에 주위 혈관(간문맥, 동맥) 및 양측 간 내 담관으로 침윤하는 경향이 있어서 완전 절제가 어려운 경우가 많다. 하부 담관에 생긴 병변은 췌십이지장

절제술이 가능하고 상부 담관보다 절제율이 높다.

근치적 절제가 불가능한 췌담도암 환자에서 가장 문제가 되는 것은 폐쇄성 황달인데, 이를 해결하지 않으면 결국 담도염, 패혈증 또는 간 부전으로 사망하게 된다. 내시경을 십이지장까지 삽입하여 담도의 협착과 폐쇄 등을 직접 눈으로 확인하고 담도 협착 부위에 스텐트를 삽입하여 담즙이 잘 배출되도록 하는 내시경적 역행성 담즙 배액술(ERBD)을 시술한다. 병변의 위치 때문에 스텐트의 삽입이 곤란한 경우는 경피경 간 담즙 배액술을 시술한다.

근치적 절제 후 재발을 방지하거나, 수술을 했지만 암의 완전 절제가 어려운 경우, 수술이 불가능한 진행성 또는 전이성 암, 수술 후 재발한 경우에 항암 치료를 하게 된다. 약물에는 세포 독성 항암제와 표적 치료제가 있고, 환자에 따라 단독 또는 병용 요법을 한다. 요즈음은 다른 암에 비해 예후가 불량한 췌담도암의 생존율을 높이기 위해 표적 치료제를 이용한 개인별 맞춤 치료를 시도하고 있다.

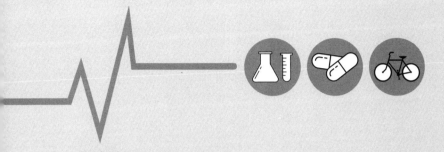

4장

암, 이길 수 있다

음식

암 환자의 63%는 심각한 영양실조

우리는 날마다 먹어야 살 수 있다. 매일 먹는 음식이 우리 몸을 만들고 건강을 책임지므로 나쁜 음식을 먹으면 병이 생기는 게 당연하다. 따라서 병을 고치기 위해서는 음식을 가려 먹고 좋은 음식을 먹어야 한다. 하지만 아무리 좋은 음식을 먹어도 음식이 몸속에서 제 역할을 다하기 위해서는 소화를 잘 시켜야 하고, 흡수도 잘 이루어져야 한다.

그런데 암 환자들의 경우는 조금 다르다. 식욕부진과 비정상적인 대사 항진으로 영양 상태가 점점 나빠지기 일쑤다. 실제로 암 환자 가운데 상당수는 심각한 영양 결핍 상태를 초래하여 악액질 상태가 된다. 악액질이란 영양분의 섭취, 소화와 흡수, 이용 장애에 의해 발생하는 영양장애를 일컫는다. 이런 상태가 되면 전신 쇠약증, 조기 만복감, 체중 감소, 근육 위축 등을 호소하게 된다.

왜 암 환자는 대부분 심각한 영양 결핍 상태를 초래하는 것일 까? 그 기전을 알려면 우선 소화와 흡수의 메커니즘을 알아야 한 다. 뇌의 시상하부에는 섭식중추와 포만중추가 있어서 식사량을 조절한다. 정상인은 공복 감각에 의해 섭식중추가 자극을 받으면 음식물 섭취를 촉진하고, 포만중추에 의해 음식물 섭취가 억제되 어 섭취량이 조절된다. 그러나 암 환자의 경우는 음식 섭취 기전 이 정상적으로 작동하기 힘들다.

암 환자들은 입맛 또는 후각이 변하여 음식의 맛을 거의 느끼 지 못하는 경우가 많고, 암세포 자체에서 분비되는 물질이 뇌 식 욕중추를 자극해 식욕을 감소시키므로 음식을 먹으려는 욕구가 없다. 게다가 암세포와 싸우기 위한 면역 반응 과정에서 분비되 는 사이토카인인 인터루킨-1(IL-1), 인터루킨-6(IL-6), 종양괴사인 자 알파(TNF-α) 등이 환자의 근육을 분해해 에너지로 사용하기 때 문에 암 환자의 체중 감소를 초래하고 식욕부진 등 다양한 증상 을 일으킨다.

미국에서 발표된 한 보고서에 따르면 전체 암 환자의 약 63%가 영양실조 증상을 보이며, 그중에서도 소화와 관련이 깊은 식도암,

위암과 췌장암 환자는 무려 80%가 영양 상태에 문제가 있는 것으로 나타났다. 또한 암 사망자 중 약 22%가 영양 부족이 원인인 것으로 보고돼 암 환자의 영양 관리가 새롭게 강조되고 있다. 암 환자를 진료하다 보면 영양실조와 악액질은 늘 접하는 문제다. 영양 상태가 불량한 환자는 삶의 질이 떨어지고 생존 기간도 짧아진다. 따라서 암 환자는 영양 관리를 위해 음식물 섭취와 흡수에 대한 기본 개념을 이해해야 한다.

소화와 흡수에 대한 기본 개념

소화는 입에서 시작해서 장에서 끝난다. 음식물을 입에서 잘게 부수고 소화관에서 소화효소에 의해 단순한 분자로 바꾸어 세포 내로 흡수한다. 음식의 소화는 음식물에 물을 첨가해야만 일어난다. 타액은 음식에 가해지는 첫 번째 액체다. 탄수화물은 타액 내의 탄수화물 분해효소인 아밀라아제에 의해 포도당으로 변하고, 단백질은 단백질 분해효소인 프로테아제에 의해 아미노산으로 변한다. 지방은 지방 분해효소인 리파아제에 의해 지방산과 글리세롤이 된다. 단백질은 위에서 분비되는 효소(펩신)에 의해 일부는 분해되지만, 대부분은 췌장에서 분비되는 트립신이라는 효소에 의해 아미노산으로 분해된다.

이처럼 음식물은 여러 가지 소화효소 덕분에 흡수할 수 있는 작은 형태로 분해된다. 음식물을 흡수할 수 있는 최소 단위로 만드는 것을 소화라고 하는데, 이는 소화액 및 소화효소에 의해 조절되는 화학변화다.

소화의 첫 단계는 저작 운동이다. 음식물은 저작 운동으로 잘게 부서지고 타액에 있는 효소에 의해 1차적으로 탄수화물을 분해하기 시작한다. 저작 운동은 타액의 분비를 촉진하여 소화를 돕고, 타액(침) 역시 저작을 돕는다. 타액은 식사와 관계없이 매시간 15밀리리터가량 분비되는데, 음식물이나 냄새에 의해 타액 분비가 급격히 증가되고 꼭꼭 씹으면 침의 분비가 촉진된다. 침 속의 소화효소와 음식물이 서로 잘 섞여 음식물의 분해가 부드럽게 진행되므로 소화 흡수가 좋아진다.

음식물이 저작 운동에 의해 잘게 나누어지고 침과 섞여 부드럽게 되면 약 25센티미터 길이의 식도를 거쳐 위로 내려간다. 이때 위에서 위산이 분비되는데, 위산의 성분은 염산으로 철을 녹일 수 있을 정도로 강한 산성이다. 위산은 위액 속에 있는 펩시노겐(pepsinogen)을 활성형인 펩신(pepsin)으로 바꾸어 단백질을 분해하는 효소로 작용할 수 있도록 해준다. 또 강력한 살균 작용이 있어 음식물과 함께 위에 들어온 나쁜 세균들을 살균한다. 위에는 여러 가지 물질을 분비하는 세포가 있다. 벽세포에서는 염산을 만들어 위 안에 분비하고, 주세포는 펩시노겐을 분비한다. 분비된 펩시노겐 분자에 위산이 작용하면 펩신으로 바뀌어 단백질을 분해한다.

위의 기능은 산성이 매우 강한 위액과 음식물을 고루 섞고 1밀리미터 이하로 더욱 잘게 부수어 소장에서 진행되는 다음 단계의 소화를 준비하는 것이다. 부서진 음식물은 위의 연동운동에 의해 조금씩 십이지장을 통해 소장으로 배출된다. 위에 들어온 음식물이 십이지장으로 완전히 배출되기까지는 3~4시간 정도 걸린다.

위에서 분해된 음식물은 십이지장을 거쳐 소장으로 내려간다. 소장은 사람의 소화관 중 가장 긴 부분으로, 그 길이가 670~760센티미터에 이르며, 십이지장과 공장, 회장으로 이루어져 있다. 소장에는 영양분을 효과적으로 흡수하기 위해 무수히 많은 융모가 점막층에 있어서 흡수 면적을 최대화한다. 위에서 소장으로 이동한 음식물은 소장에서 본격적으로 소화작용을 받는다. 소화효소와 탄산이 함유된 알칼리성인 췌장액이 십이지장으로 분비되어 위산을 중화시키고, 음식물이 소장에 도달하게 되면 다시 소화작용을 받아 점차 분자량이 작은 화합물로 잘게 잘려 소장 벽의 융모에서 대부분 흡수된다.

음식물로 들어온 탄수화물, 단백질, 지방은 췌장과 장에서 만들어지는 소화효소에 의해 최종적으로 각각 단당류(포도당), 아미노산, 지방산으로 분해된다. 지방의 소화는 간에서 만들어져 담낭(쓸개)에 저장되는 담즙이 주요한 역할을 한다. 간과 췌장은 소화작용에 중요한 역할을 수행한다. 간은 단수화물, 단백질, 지방의 대사과정에 관여하고 콜레스테롤과 담즙산을 합성하며, 췌장은 소화효소인 췌장액을 만들어 소장으로 분비하고 탄수화물 대사를 조절하는 인슐린과 글루카곤이라는 호르몬을 분비한다.

대장은 소장과 달리 점막에 융모가 없고 소화효소도 분비되지 않는다. 대신 수분을 흡수하여 변을 만드는데, 하루에 약 1.5~2리터의 물질을 소장에서 받아 이를 150밀리리터 정도로 감소시켜 변으로 배출한다. 회장에서 회맹 괄약근을 넘어 대장 전반부로 들어오는 내용물은 액체 상태이지만, 후반부로 이동하면서 수분이 흡수되어 내용물이 점점 딱딱해진다.

50번 씹기를 생활화하자

대부분 암 환자들은 소화와 흡수 능력에 어려움이 많다. 특히 소화기 계통의 암 수술을 받은 경우는 더더욱 그러하다. 이러한 암 환자의 영양 상태를 개선하기 위해서는 어떻게 해야 할까?

우선 식욕을 되찾는 데 힘써야 한다. 음식을 잘 씹을수록 식욕이 증가한다. 저작 운동이야말로 건강을 유지하는 기초 운동이다. 저작 운동과 식욕은 정비례 관계에 있다. 잘 씹으면 소화가 잘되고 침 분비가 촉진된다. 타액에는 여러 가지 탄수화물을 분해하는 아밀라아제 등의 효소들이 듬뿍 들어 있다. 침은 부작용이 없는 자연 소화제이므로 음식을 오래 꼭꼭 씹어 입안에서 침과 완전히 뒤섞이게 하면 위로 내려가기 전에 입안에서 음식물 대부분이 소화된다.

필자는 위를 전부 절제한 위암 환자에게는 입안에서 오래오래 씹다가 넘어가는 것만 삼키고 나머지는 뱉으라고 말한다. 최소한 50번 정도 씹어 먹도록 노력하자. 꼭 환자가 아니더라도 음식물은 완전히 씹어 먹는 것이 좋다. 잘 씹는 것은 치아뿐 아니라 안면 근육과 뇌도 운동시킨다.

또 평소에 좋아했던 음식을 요리해서 먹거나 메뉴를 바꿔보는 것도 좋다. 귀찮기도 하고 바쁜 생활로 쉽지 않은 일이지만, 식욕을 되찾는 데 도움이 되니 노력해보자. 식욕을 되찾을 수 있다면 가끔은 자연식에서 벗어나는 것도 좋다. 평소의 식사가 자연식이라면 건강에 큰 영향을 미치지 않는다. 식사는 매일 반복되는 것이므로 올바른 식사를 즐기면서 꾸준히 유지하는 것이 중요하다.

암 환자는 무엇이든 잘 먹어야 할까?

식이요법(영양 보충), 채소와 과일 섭취, 적당한 운동과 충분한 수면, 건강한 물, 금연, 스트레스 관리, 명상 등이 암 극복을 위한 필수 조건이다.

그런데 종종 환자들을 진료하다 보면, 자신을 치료하던 예전 의사는 무슨 음식이든 가리지 말고 무조건 잘 먹어야 한다며, 고단백 식사를 하고 체중을 빠지게 하는 것은 무엇이든 못하게 했다면서 어떻게 하면 좋겠느냐고 묻는 경우가 있다. 이 질문에 답하기 전에 "왜 식이요법을 해야 하는가?"라는 근본적인 의문에 대한 답을 먼저 찾아야 한다.

요즘 큰 병원에 입원했다 하면 암인 경우가 많다. 원인 없는 결과는 없는 만큼, 암도 발생하는 원인이 있기 마련이다. 전체 암의 30%는 우리가 먹는 음식과 관련이 있다고 볼 수 있다. 우리가 먹는 음식과 주위의 환경이 모두 암의 발병 요인을 가지고 있고, 생활습관과 매일 먹는 음식이 유전적인 요인과 상호작용하여 건강을 결정한다. 따라서 생활 방식이나 식습관을 조금만 바꿔도 암을 일으킬 수 있는 위험 요소를 어느 정도 줄일 수 있다. 음식은 질병을 초래하는 중요한 요인 중 하나이므로, 암 환자가 건강을 위해 가장 주의해야 할 것 가운데 하나도 음식이다.

서양에 "You are what you eat"라는 속담이 있다. "무엇을 먹는가가 당신을 결정한다" 또는 "내가 먹은 음식이 바로 나다"라는 의미로, 매일 먹는 음식이 건강을 결정한다는 말이다. 식생활의 중요성을 다시금 일깨워주는 말로, 음식에 중요한 모든 것이 들어 있다는 뜻이다. 현재의 건강이 평소 식생활의 결과이고 잘못된 식생활이 암의 원인이라면, 암을 극복하기 위해서는 그동안의 식생활에서 문제점을 찾아 바로잡아야 한다. 2,500여 년 전 히포크라테스는 "음식물을 당신의 의사 또는 약으로 삼으라. 음식물로 고치지 못하는 병은 의사도 고치지 못한다"라고 했다. 영원한 치료법은 음식뿐이다. 그리고 암은 예방법이 바로 치료법이다.

선진국형 질병인 대장암과 유방암의 발생 빈도가 빠르게 증가하는 추세에 있는 것도 서구화된 식생활이 원인으로 밝혀지고 있다. 쇠고기, 돼지고기 같은 붉은 고기와 가공육의 섭취가 증가하면서 대장암이나 유방암의 발생 위험을 높이는 것이다.

　음식을 잘못 먹으면 건강한 사람도 암에 걸릴 위험이 높아진다는 연구 결과가 수차례 보고되고 있는데도, 암 환자들이 음식을 가리지 말고 먹어야 한다는 말은 과연 옳은 것일까? 그렇지 않다. 좋지 않은 음식물의 섭취는 암 발병의 요인이 되므로 암 환자가 건강을 위해 가장 주의해야 하는 것도 역시 음식이다. 암 치료도 중요하지만, 영양학적인 식이요법을 무시해서는 안 된다. 어떤 암 환자든 자연 치유력을 최상의 상태로 끌어올릴 수만 있다면 스스로 방어력을 발휘하여 암을 이겨낼 수 있고, 방어력을 최상으로 유지하려면 식이요법을 병용해야 한다. 또한 식이요법은 수술이나 항암제 치료, 방사선 치료를 방해하지 않는다.

　필자가 경험한 바로는, 아무리 뛰어난 현대 의학적 치료를 받더라도 적절한 식이요법 없이는 효과를 보기 어려웠다. 그러나 식이요법만으로 암이 치료될 수 있으리라 믿는 것도 매우 위험한 생각이다. 식이요법이 현대 의학의 치료를 대체하는 것은 아니며, 현대 의학적인 치료를 함께 병행해야만 효과를 거둘 수 있다는 점을 명심해야 한다.

자연

고르게 영양소를 섭취하자

암 환자는 식욕부진, 소화와 흡수 불량, 체중 감소, 암으로 인한 열량 소모 등 다양한 영양장애를 겪는다. 따라서 식이요법의 기본 원칙은 영양소를 골고루 섭취하는 것이고, 균형 잡힌 식사를 해야만 영양장애를 극복할 수 있다. 이는 암 환자뿐만 아니라 건강한 사람의 건강 유지에도 매우 중요한 원칙이다.

음식, 물과 공기(산소)는 생명 유지에 꼭 필요한 물질이다. 음식에는 건강을 유지하는 데 필요한 6가지 영양소가 함유되어 있다. 6가지 영양소에는 에너지 생성 영양소인 탄수화물, 단백질, 지방을 비롯해, 에너지를 내지는 않지만 체내 대사 조절에 필요한 미량 영양소인 비타민과 미네랄 그리고 물이 있다. 그렇다면 영양소를 골고루 섭취하기 위해서 어떤 음식을 먹어야 할까?

탄수화물은 통곡식으로 섭취하자

탄수화물(당질)은 충분히 섭취해야 한다. 우리 몸은 필요한 에너지를 주로 탄수화물에서 얻기 때문이다. 탄수화물의 칼로리는 1그램당 4.1Kcal다.

탄수화물은 식물에서 얻는다. 기본 구조는 자연계에서 가장 흔한 단당류인 포도당인데, 포도당은 식물이 필요한 에너지를 비축하기 위해 만든 것이다. 그리고 포도당이 여러 개(수십 개 또는 수백 개) 모여 당질을 구성한다.

탄수화물을 섭취하면 입에서 위에 이르기까지 여러 단계의 효소 작용을 통해 포도당으로 분해된 후 혈관으로 흡수되어 모든 세포로 보내진다. 세포는 호흡으로 들어온 산소를 촉매로 하여 포도당을 대사시켜 필요한 에너지를 얻는다. 에너지로 사용하고 남은 포도당은 글리코겐의 형태로 간이나 근육에 저장된다. 글리코겐은 포도당의 저장 형태로, 에너지가 필요할 때 신속하게 포도당을 이용할 수 있다. 저장하고도 남는 포도당이 있으면 간에서 지방으로 만들어 신체 여러 곳에 저장한다.

탄수화물의 공급원으로는 잡곡밥이 좋다. 특히 곡물은 가공하지 않은 그대로가 좋고, 쌀, 보리, 현미 찹쌀, 율무, 검정콩, 모조, 차조, 수수 등 적어도 5~6종류를 섞어 먹는 게 좋다. 정제하지 않은 곡물에는 몸에 좋은 영양소가 많이 들어 있어서, 3대 영양소인 탄수화물, 단백질, 지방과 섬유소가 풍부하고 비타민 B_1(티아민), 비타민 E, 철, 인 등 각종 미네랄이 들어 있다.

탄수화물이 대사되면서 에너지를 낼 때는 비타민 B_1이 반드시 필요하다. 음식물로 섭취한 탄수화물(당질)은 포도당으로 흡수된 후 다시 분해되어 에너지를 발생시킨다. 이때 필요한 것이 비타민 B_1이기 때문에 이것이 부족하면 에너지를 만들 수 없어 쉽게 피로를 느낀다. 비타민 B_1은 전곡류의 씨눈에 가장 풍부하게 들어 있다. 곡물의 껍질을 전부 제거하면 비타민 B_1이 없어서 몸에 필요한 에너지를 만들기 어렵다. 또 곡물의 껍질을 전부 제거하면 포도당과 거의 가까운 형태가 되므로 쉽게 소화되어 빠르게 포도당으로 변해 혈당이 급속히 올라간다. 그렇게 되면 혈당을 낮추기 위해 인슐린을 분비하고, 세포들은 인슐린의 명령에 따라 과다한 혈당을 지질로 만든다. 이는 비만의 원인이 될 뿐만 아니라 각종 만성질환, 암의 원인이 된다. 또한 혈당이 올라가면 백혈구의 기능이 저하되는데, 림프구나 대식세포의 기능이 현저히 억제되어 감염에 대한 저항력이 약해진다.

당뇨병 환자는 정상인보다 감염률이 높아 염증이 잘 생기고, 한 번 염증이 생기면 잘 낫지도 않는다. 또 혈당이 올라가면 면역 기능도 영향을 받아 암에 대한 세포 면역도 저하된다. 무엇보다 혈당이 올라가면 혈관 벽을 손상시켜 염증을 일으키고 활성산소의 생성 원인이 된다. 활성산소는 유전자인 DNA를 손상시켜 암세포를 만들기도 한다. 암 환자는 암세포가 하나라도 새로 생기는 것을 막아야 하므로 과다한 당질(설탕)이나 정제한 곡물은 피해야 한다.

쌀을 수확하기 위해서는 못자리에 볍씨를 뿌린 후 벼를 수확하는데, 벼는 왕겨라는 껍질에 싸여 있다. 왕겨 부분을 벗기기 위해 한 번 도정한 것이 9분도인 현미다. 현미의 껍질인 겨를 제거한 것이 배아미인데, 여기에는 씨눈(배아)이 붙어 있다. 그리고 다시 한번 더 도정하여 쌀의 씨눈까지 제거한 것이 백미, 즉 흰쌀이다. 씨눈 부분에는 탄수화물, 단백질, 지방을 비롯해 각종 비타민과 미네랄, 필수아미노산 등 여러 가지 영양소가 풍부하게 들어 있다. 씨눈은 싹이 나오는 곳이다. 씨눈이 붙어 있는 종자는 생명력이 강해 몇백 년이 지나도 적당하게 수분을 공급하면 싹이 튼다. 한마디로 현미는 생명력이 대단히 강한, 살아 있는 완전 영양식품이다.

그런데 자연이 준 완전 영양식품을 그대로 먹지 않고, 겉껍질을 깎아서 만든 흰쌀을 먹는 탓에 문제가 생기는 것이다. 영양분 대부분이 들어 있는 부분은 깎아서 가축에게 줘버리고 우리는 아무런 영양가도 없는 찌꺼기만 먹는 셈이다. 흰쌀은 백미(白米)라고도 하는데, 백미라는 글자를 나란히 배열하면 지게미 박(粕)이라는 글자가 된다. 지게미란 술을 거르고 남은 술 찌꺼기를 말한다. 완전 영양식품인 현미를 도정하여 영양분이 있는 부분을 모두 쌀겨로 버리고 남은 찌꺼기가 백미, 즉 흰쌀이다.

흰쌀은 죽은 식품이다. 생명이 없는 음식은 생명의 양식이 될 수 없다. 그러므로 씨눈이 그대로 있는 현미를 먹어야 한다. 현미에는 필요한 영양소들이 균형 있게 들어 있기 때문에 현미야말로 생명이 있는 살아 있는 쌀이다. 생명이 있는 쌀을 먹어야만 우리의 생명도 지킬 수 있다.

지나치면 독이 되는 단백질

인체는 수분이 약 60~65%이고, 유기질(탄수화물, 단백질, 지방)이 25~30% 그리고 나머지 5%가 미네랄이다. 특히 25~30%의 유기질 중에서 약 75%가 단백질이다. 단백질은 세포와 조직, 기관이나 근육 발육 그리고 각종 효소, 호르몬의 원료로 이용된다. 단백질을 섭취하면 아미노산으로 분해되어 흡수된 뒤 인체에 필요한 단백질로 전환된다. 식품 속에 들어 있는 단백질과 우리 몸이 필요로 하는 단백질에는 차이가 있어서, 생체 내에서 다른 분자로 합성될 수 있는가, 아니면 외부에서 공급되어야 하는가에 따라 비필수아미노산과 필수아미노산으로 분류된다.

아미노산은 지구상에 20종이 있는데, 그중 8가지는 체내에서 만들 수 없는 필수아미노산으로 반드시 식품을 통해 섭취해야 한다. 동물성 단백질은 8가지 필수아미노산을 골고루 갖추고 있는데 반해, 식물성 단백질은 몇 가지가 빠진 경우가 대부분이다. 특히 필수아미노산은 한 종류라도 빠뜨리면 영양장애를 일으킬 수 있으므로 매일 섭취해야 한다.

단백질은 새로운 조직을 만들고 면역 물질을 만드는 기본 원료이므로 암 환자에게는 반드시 필요한 영양소다. 그러나 필요 이상의 단백질 섭취는 오히려 독이 된다. 단백질은 탄수화물이나 지방과 달리 질소를 포함하고 있어서, 에너지로 이용된 후에는 깨끗이 연소되지 않고 독성이 함유된 질소 찌꺼기가 남는다. 간은 이 찌꺼기를 처리하는 과정에서 독성이 강한 요소를 만들어내며, 요소를 몸 밖으로 내보내는 역할을 신장이 맡는다. 과잉 섭취된 단백질은 간을 거쳐 최종적으로 신장에서 소변으로 배출된다. 특히 동물성 단백질을 지나치게 섭취하면 남은 단백질이 장 내에서 부패하여 인돌, 메탄가스, 암모니아 등의 독소를 만들어낸다. 이때 간에서 이러한 독소를 해독하므로 간에 무리가 따른다.

　암 환자는 간 기능, 신장 기능이 저하되어 있는데, 단백질 분해 산물인 요소를 제거하려다 보면 각종 유해물질에 대한 해독 능력이 약해질 수밖에 없다. 또 단백질의 분해 산물인 질소 화합물은 인체 방어 기능인 면역 체계를 교란시킨다. 따라서 단백질 섭취를 줄이면 간과 신장의 부담을 줄이고 면역 체계의 혼란을 막을 수 있다. 단백질의 하루 필요량은 체중 1킬로그램당 약 1그램으로, 우리 몸에 꼭 필요한 영양소이지만 이보다 지나치면 독이 된다.

　동물성 단백질은 필수아미노산을 모두 함유하고 있어서 영양학적으로 양질의 단백질이라고 한다. 그러나 동물성 단백질은 고급 단백질, 식물성 단백질은 저급 단백질이라고 하는 부르는 것은 옳지 않다. 식물성 단백질에도 필수아미노산이 많이 들어 있고, 아미노산도 식물이 만들어내는 물질이며, 동물은 식물이 생산한 여러 아미노산을 이용해야 동물성 단백질을 만들 수 있기 때문이다. 동물성 단백질이든 식물성 단백질이든 모두 아미노산으로 구성되어 있으므로 그 기본은 같다. 오히려 동물성 단백질의 과잉 섭취는 간과 신장에 부담을 줄 수 있다.

특히 정제하지 않은 곡류에는 아미노산이 풍부하고 섬유질도 함유되어 있어 단백질 과잉에 대한 걱정 없이 얼마든지 먹을 수 있다. 식물성 단백질에는 섬유소가 풍부한 반면, 지방은 없다. 따라서 동물성 단백질보다는 식물성 단백질을 섭취하는 것이 좋다. 필자는 식물성 단백질을 중심으로 섭취하되 부족한 부분은 동물성 단백질로 보충하는 것이 좋다고 생각한다. 쇠고기는 채소에 비해 단백질을 많이 함유하고 있지만 칼로리는 채소의 12~15배나 된다. 또 칼슘, 철분, 마그네슘, 섬유질, 피토케미컬, 항산화제, 비타민, 미네랄 같은 영양소는 매우 적고 콜레스테롤은 많은 편이다. 콩, 곡물, 채소에도 식물성 단백질이 많이 포함되어 있으므로 고기를 먹지 않아도 단백질을 충분히 섭취할 수 있다.

지방은 약간 적게 섭취하자

탄수화물과 단백질은 1그램당 약 4.1kcal의 열량을 내는 데 반해 지방은 약 9.3kcal의 열량을 낼 수 있어서 주요한 에너지 공급원이다. 지방은 지방산과 글리세롤의 결합체이며, 지방산도 다른 영양소와 마찬가지로 탄소와 산소, 수소로 구성되어 있다. 이것은 지방도 식물이 합성해낸 영양소라는 뜻이다. 지방(기름)은 각종 곡식의 눈이나 껍질, 식물의 씨앗에 많이 포함되어 있다. 옥수수나 포도에는 지방이 없어 보이지만, 옥수수나 포도 씨는 기름을 짜서 쓸 정도로 지방이 있다.

지방산은 탄소 원자 사슬 간의 이중결합 유무(포화 정도)에 따라 포화지방산(SFA)과 불포화지방산(UFA)으로 나뉜다. 그리고 불포화지방산은 다시 단가불포화지방산과 다가불포화지방산으로 분류된다. 포화지방산은 상온에서 고체 상태로 동물성 지방에 많고, 불포화지방산은 상온에서 액체 상태이며 식물성 기름 및 생선의 지방에 많다.

포화지방산은 쇠고기나 돼지고기 같은 동물성 식품, 코코넛유, 팜유 등에 많이 함유되어 있다. 불포화지방산 중 단가불포화지방산은 한 개의 이중결합을 갖는데, 올리브유나 카놀라유에 많이 포함된 올레산(ω-9계 혹은 n-9계 지방산)이 가장 대표적이며, 체내 합성이 가능하다. 다가불포화지방산은 2개 이상의 이중결합을 가지며, 크게 오메가-3지방산(ω-3 혹은 n-3계 지방산)과 오메가-6지방산으로 나눌 수 있다. 오메가-3지방산은 체내에서 생성되지 않는 필수지방산이므로 음식을 통해 섭취해야 한다. 식물성 플랑크톤이나 클로렐라 등에 많이 함유되어 있고, 해양 포유류에 많이 축적되어 있으며, 고등어, 정어리, 꽁치, 참치 등 등 푸른 생선에 많이 함유되어 있다. 또 오메가-3지방산은 DHA, EPA, ALA 등으로 구분하는데,

포화지방산(동물성)과 불포화지방산(식물성)

%	포화지방산	단가불포화지방산	다가불포화지방산	
			n-6	n-3
쇠고기	50	45	5	
돼지고기	45	45	10	
닭가슴살	30	50	20	
버터	65	30	5	
올리브오일	15	75	10	
카놀라오일	5	55	35	5
땅콩기름	15	50	35	
옥수수기름	15	25	60	
콩기름	15	25	50	10
참기름	15	35	45	5
달맞이꽃종자유	10	9	81	
들기름	10	15	20	55
아마씨유	9	19	14	58

※ n-6 : 오메가-6지방산, n-3 : 오메가-3지방산

DHA와 EPA는 어류에, ALA는 식물에 많이 함유되어 있다. 리놀레산, 감마 리놀렌산, 아라키돈산 등이 오메가-6지방산에 속한다.

포화지방이나 불포화지방이나 단위 무게당 칼로리는 동일하지만, 일단 몸에 들어가면 다른 길을 밟는다. 몸에 해로운 포화지방산을 동물성 지방이라고 하는데, 쇠고기나 돼지고기, 닭가슴살, 버터에 많이 들어 있다. 포화지방산의 가장 큰 문제점은 조금만 온도가 내려가도 곧바로 굳어버린다는 것이다. 따라서 포화지방산을 많이 섭취하면 몸속에서도 지방이 굳어 혈관 벽에 들러붙어 동맥경화나 심장 질환을 일으킨다. 지방은 세포막의 주성분이라서, 포화지방산으로 인해 세포막이 굳어지면 각종 호르몬이 주는 신호를 잘 받아들이지 못해 세포의 신진대사가 원활하게 이루어지지 않는다. 그러나 불포화지방산은 세포막을 부드럽게 하여 신진대사를 원활하게 한다.

그렇더라도 불포화지방산 역시 적절하게 섭취해야 한다. 깊은 바닷속에 사는 생선 지방은 불포화지방산으로 굳지 않는다. 그래서 아무리 많이 먹어도 유익한 것으로 오해하기 쉽지만, 사실 불포화지방산을 섭취할 때에도 주의할 점이 있다. 오메가-3지방산은 중성지방과 저밀도 콜레스테롤을 감소시키고, 동맥경화를 예방하는 고밀도 콜레스테롤의 수치를 증가시킨다. 그리고 혈액 응고를 방지하여 동맥경화증과 심장병을 감소시키는 효과가 있으며, 무엇보다도 신체 내 염증성 변화를 줄여주는 생리적 기능이 있어 암을 예방한다.

그러나 우리가 주로 먹는 옥수수기름, 콩기름, 참기름 등은 오메가-6지방산으로, 오메가-3지방산은 거의 없다. 지방산 가운데 하나는 필요 이상으로 많이 섭취하고 있고, 다른 하나는 거의 섭취하지 못하고 있는 셈이다. 그렇지만 오메가-6지방산을 과다 섭취하면 그 대사물질인 아라키돈산이 생성되어 염증을 일으키고 혈액을 응고시켜 혈전을 생성하므로, 동맥경화를 유발하여 심혈관 질환 및 뇌혈관 질환의 발생 위험을 높인다. 더구나 오메가-6지방산을 과다 섭취하면 그의 대사물질인 아라키돈산이 프로스타글란딘 E2로 변환된다. 프로스타글란딘 E2는 발암 촉진 인자이므로 과잉 섭취하면 암이 생길 수 있다.

한국영양학회는 오메가-6지방산과 오메가-3지방산을 4~10 대 1의 비율로 섭취할 것을 권장하고, 미국 국립보건원에서는 4 대 1의 비율을 추천하고 있다. 그러나 실제로 음식을 먹으면서 지방산의 섭취 비율을 맞추기란 쉽지 않다. 이들의 비율을 맞추기 위해서는 곡류를 주식으로 하는 식생활에서는 오메가-6지방산의 섭취가 많기 때문에 오메가-3지방산이 풍부한 등 푸른 생선을 규칙적으로 먹고, 오메가-6지방산이 상대적으로 많은 옥수수기름, 콩기름의 섭취를 줄이도록 한다. 그리고 오메가-6지방산이 많은 식용유보다는 오메가-3지방산이 많은 들깨기름과 아마씨유가 더 좋은 기름이다.

한편 인체에 꼭 필요한 지방산 중에서 체내에서 합성되지 않거나 합성되는 양이 부족해 반드시 음식의 형태로 섭취해야 하는 지방산이 있는데, 바로 필수지방산이다. 오메가-3지방산과 오메가-6지방산은 상호 전환될 수 없으며, 반드시 식품으로 섭취해야 하는 필수지방산이다.

그러나 필수지방산을 섭취하는 데에도 주의가 필요하다. 불포화지방산 중에는 단가지방산이 다가지방산보다 안전하고 열에도 강하다. 올리브유나 깊은 바닷속에서 사는 생선의 기름은 주로 단가지방산이다. 따라서 공기에 노출되어도 산화가 서서히 일어난다. 올리브유에는 항산화 물질이 들어 있고, 간접적으로 암을 억제시키는 효과를 지닌 올레산이 다량 함유되어 있어 암 발병률을 낮춘다. 그러므로 음식을 조리할 때는 올리브유를 사용하는 것이 좋다.

한편 불포화지방산인 식물성 기름이 몸에 좋다고 알려지면서 옥수수기름, 콩기름, 포도씨기름 등을 섭취하는 경향이 많은데, 다가불포화지방산은 불안전하여 공기와 접촉하면 바로 산화된다. 따라서 필수지방산을 제대로 섭취하려면 요리할 때 넣어 먹기보다는 곡물, 콩, 들깨나 식물의 씨앗 등 기름의 원료가 되는 것을 그대로 먹는 것이 좋다. 불포화지방산이 산화되면 과산화지질로 변하게 된다. 산화된 지방은 활성산소를 만들어내는 원인이 되고, 활성산소는 세포 내 유전자를 손상시켜 암의 원인이 되므로 몸에 매우 해롭다.

그러나 가장 해로운 기름은 트랜스지방산으로, 포화지방보다 2배 정도 건강에 나쁘다고 한다. 트랜스지방은 포화지방처럼 나쁜 콜레스테롤은 높이고 좋은 콜레스테롤은 감소시키며 고혈압, 심장병, 암 등의 원인이 되기 때문이다.

대개 상온에서 동물성 기름은 고체 상태이고 식물성 기름은 액체 상태다. 그런데 마가린은 식물성 기름인데도 상온에서 고체 상태인데, 이는 식물성 기름에 수소를 첨가해 불포화지방산을 포화지방산으로 변화시켰기 때문이다. 액체 상태인 식물성 기름에 수소를 첨가해 고체 상태로 만든 일종의 돌연변이 지방이 트랜스지방이다. 특히 마가린이나 쇼트닝 같은 경화유에 많이 포함되어 있다. 마가린이 가장 해롭고, 쇼트닝도 마가린만큼이나 포화지방산을 다량 함유하고 있어 몸에 나쁘다. 쇼트닝은 과자나 튀김 음식을 만들 때 사용하는데, 음식을 바삭하고 고소하게 만든다. 그래서 트랜스지방은 쇼트닝으로 만든 과자나 비스킷, 팝콘, 감자튀김, 도넛 등 시중에 유통되는 가공식품에 많이 들어 있다.

미국과 유럽에서는 트랜스지방산을 퇴출시키려 무척 애쓰고 있으며, 트랜스지방산의 식품 함유량에 제한을 두고 일정 수치를 초과할 경우 판매를 금지하고 있다. 다행히 최근에는 국내에서도 상당수의 식품업체가 트랜스지방을 넣지 않은 제품들을 많이 출시하고 있으므로, 영양 성분표를 꼼꼼히 확인해야 한다. 외국과 국내 식품회사들은 제품에 트랜스지방산을 0그램이라고 표시하는데, 1회 용량에 트랜스지방산 함유량이 0.2그램 이하라는 의미다. 세계보건기구(WHO)는 성인 1인당 하루 섭취량을 2.2그램으로 제한하고 있다. 트랜스지방은 백해무익하고 아무 영양가가 없는 포화지방산이므로 가급적이면 먹지 않는 것이 좋다. 불가피하게 먹어야 한다면 꼭꼭 씹어서 먹는다. 침과 섞이면 트랜스지방산이 어느 정도 중화되기 때문이다.

항산화제가 풍부한 채소와 과일

46억 년 전 지구가 생성된 초기에는 대기에 산소가 없었고 탄산

가스가 주를 이루었다. 처음 나타난 생명체가 바로 식물인데, 식물은 잎을 통해 이산화탄소를 흡수하고 뿌리에서 끌어올린 물과 땅속의 미네랄과 유기물질을 이용하여 광합성을 통해 탄수화물, 단백질, 지방을 만들고 산소를 만들어 공기 중에 배출한다. 한편 암모니아라든가 수소화합물 같은 공기 중의 유기화합물로 살아가던 미생물들도 서서히 산소를 내뿜기 시작했다. 그 결과 지구에 산소가 생겨난 것이다. 차츰 산소의 양이 증가함에 따라 그 산소에 의존하여 생존하는 동물이 나타났다.

대기에 버려진 산소는 식물에는 오히려 해로운 물질이다. 초기에 산소가 적었을 때는 아무런 문제가 없었지만, 차츰 대기 속에 산소의 양이 많아지면서 식물은 산소로 인해 생존의 어려움을 느끼게 되었다. 산소가 생기면서 녹이 슬고 산화가 진행되기 시작했는데, 그러다 보니 산소에 적응하지 못한 식물들은 서서히 죽어갔다. 그래서 산소를 중화시킬 수 있는 항산화제를 스스로 만들 줄 아는 것들만 살아남게 되었다. 반면 항산화제를 만들지 못하는 식물들은 산소의 피해를 견디지 못하고 전부 퇴화했다. 지금 지구상에 존재하는 모든 식물은 전부 항산화제를 생성할 수 있었기에 살아남을 수 있었다. 적자생존의 원칙은 동물의 세계뿐 아니라 식물의 세계에도 적용되며, 주위의 해충과 세균, 질병으로부터 자신을 보호해주는 항산화 기능을 많이 가진 식물들만이 오늘날까지 생존하고 있다.

식물은 자외선을 받으면 활성산소가 발생되어 산화가 촉진된다. 따라서 식물들도 자신의 몸을 지키기 위해 항산화 물질을 대량으로 만들어낸다. 이것이 식물들이 함유하고 있는 비타민 A·C·E 등의 비타민류나 피토케미컬이다. 피토케미컬은 바이러스, 박테리아, 진균 등으로부터 자기 자신을 보호하기 위해 만들어낸 생화학 물질로, 잎과 열매에 많이 함유되어 있다. 채소의 잎과 과일 표면의 빨강, 주황, 노랑, 보라, 녹색 같은 독특한 색깔은 피토케미컬에 의한 것이다. 식물마다 고유한 피토케미컬을 생산하며, 그 종류도 수천 가지다. 색깔이 진할수록, 향이 강할수록 여러 약리 작용을 나타낸다. 하지만 햇빛, 그중에서도 자외선을 많이 쬔 채소나 과일에는 항산화제가 많은 반면, 비닐하우스에서 기른 식물에는 항산화제가 적다. 항산화 물질은 내 몸의 세포가 늙고 손상되는 것을 막아주는 방어군 역할을 하며, 피토케미컬은 자연 치유를 돕는다.

각종 녹황색 채소와 과일의 항암 효과를 이해하려면 우선 피토케미컬이 가지고 있는 공통된 효능을 알아야 한다. 녹황색 채소와 과일에 들어 있는 대부분의 피토케미컬은 항산화 작용을 한다. 암을 예방하고 암의 진행을 억제하는 효과를 발휘한다. 또한 지금까지 확인된 항암 식품의 주요 피토케미컬은 발암 과정의 어느 특정 단계에서 그 기능을 수행하여 암을 억제시킨다.

암은 단 하나의 정상세포로부터 시작해서 암세포로 가는 데까지 여러 과정을 거친다. 가장 첫 단계가 개시 단계로, 발암물질에 의해 유전자 손상을 받아 개시회된 세포가 생기는 과정이다. 그런데 이는 순간적으로 일어나기 때문에 이를 예방하는 것은 불가능하다. 실제로 우리 몸속에는 누구나 개시화된 세포를 가지고 있다. 두 번째 단계는 촉진 단계로, 개시화된 세포가 발암 촉진제에 의해 유전자 표현형이 변화되어 전암세포가 되는 단계인데 10년 이상에 걸쳐 서서히 진행된다. 전암세포는 암세포로 가기 전 단계인데 몸 여기저기에 퍼져 있다가 분열과 증식을 되풀이하면서 활성산소 등에 의해 손상을 받으며, 길고 긴 단계적 변화가 누적되어 비로소 암세포 하나가 탄생하게 된다.

활성산소는 음식들이 대사된 부산물로서, 암을 일으키는 모든 과정에 관여하여 세포의 유전자를 손상시킨다. 이처럼 전암세포는 활성산소의 영향을 받는다. 이렇게 되면 문제는 심각해진다. 손상받은 유전자가 몸 도처에 있다가 몸 상태가 안 좋아지면 암세포로 넘어가는 수순을 밟기 때문이다. 그리고 그다음 단계에서 암세포가 분열·증식하여 퍼지게 된다.

놀랍게도, 몸속에서는 정상세포가 암 개시 세포가 된 후 전암세포가 되는 두 번째 단계까지 계속 진행된다. 이는 언제든지 암 환자가 될 수 있다는 말이기도 하다. 활성산소는 암을 일으키는 과정의 모든 단계에 관여할 뿐만 아니라, 암세포의 성장과 전이에 필요한 영양분과 산소의 보급로인 신생 혈관 생성을 유도한다. 따라서 활성산소는 암을 일으키는 원흉 가운데 하나다.

피토케미컬 중에는 암 말고도 각종 성인병에 효능을 나타내는 종류도 많다. 우선, 건강한 세포가 암 개시 세포로 가지 못하도록 차단한다. 좋지 않은 발암물질을 먹거나, 화학물질인 벤젠처럼 안 좋은 발암성 물질을 흡입해도 위험한 세포로 변하지 않도록 중화시켜주는 일을 관장하는 피토케미컬도 있다. 또한 암으로 개시화된 세포가 전암세포로 촉진되는 과정을 막는 것과, 전암세포가 된 후에 암세포로 진행되지 않도록 관장하는 피토케미컬도 있다. 그리고 이미 암세포가 되었다면 암이 자라지 못하도록 여러 가지 작용을 발휘해서 더 이상 커지지 않게 하거나 급속도로 성장하는 것을 막아주는 피토케미컬도 있다.

피토케미컬의 작용 때문에, 병원에서 포기했던 환자가 식이요법을 열심히 하고 나서 2~3년 뒤 다시 검사했을 때 오히려 암세포가 줄어들어 호전된 경우가 가끔 있다. 반면에 그렇지 않은 사람도 분명 있으므로 식이요법만으로 암을 치유하는 것은 무리가 있다. 식이요법으로 좋아진 경우라면, 특정 식품의 여러 피토케미컬이 상승 작용해서 병이 호전된 것으로 사람마다 개인차가 있다.

암을 예방하려면 건강한 사람은 신선한 녹황색 채소와 과일을 자주 섭취해야 한다. 암 환자가 치료 목적으로 섭취하는 경우에도 마찬가지다. 채소와 과일을 다양하게, 많은 양을, 적극적으로 섭취할 필요가 있다. 여러 종류의 채소와 과일을 섭취하면 많은 양의 항산화제를 섭취할 수 있으므로 주스로 갈아 마시는 것이 좋다. 이때 물을 첨가하지 않고 채소와 과일만 믹서나 주서기에 넣고 갈아서 만든다. 그런데 믹서로 만든 주스에는 섬유질이 들어 있어 장 건강에 도움이 되고, 주서기로 만든 주스는 흡수가 빨라 위장에 부담을 주지 않는다. 주스를 유리병이나 깡통에 담아 판매하는 가공식품에는 식품첨가물이 들어 있고 신선한 영양분이 훨씬 적다. 이런 주스는 아무 때나 마셔도 되지만 특히 공복에 마시는 것이 좋다.

한편 피토케미컬은 상당히 많은 양이 몸에 들어와야 효과를 낸다. 건강한 사람이라면 라이코펜이 들어 있는 토마토를 하루에 2개 정도 먹으면 되지만, 치료 효과를 보고 싶다면 굉장히 많이 먹어야 한다. 채소와 과일은 먹고 싶은 만큼 충분히 먹어도 좋다는 것이 필자의 생각이다. 중병을 치료하려면 주스를 적어도 10잔은 마셔야 한다. 그렇게 먹기 힘들다면 피토케미컬과 동일한 효과를 내는 보조제를 함께 먹는 것도 방법이다.

베스트 항암 식품 17가지

 마늘

여러 요리에 빠지지 않고 들어가는 마늘은 음식 고유의 맛을 내는 중요한 양념인데, "마늘을 매일 먹으면 무병장수한다"는 말도 있을 정도다. 마늘은 음식의 소화 능력을 향상시키고 해독 능력도 뛰어나다. 그중에서도 가장 주목할 만한 효과는 심장 질환의 예방, 면역력 증강, 항암 작용이다.

마늘을 먹으면 콜레스테롤을 낮추고 혈소판이 뭉쳐 생기는 혈전을 방지함으로써 혈전이 혈관을 막아서 생기는 심근경색증, 뇌경색 등의 심혈관 질환을 예방한다. 또 아연 성분 때문에 면역력 증강 작용이 있다. 마늘은 암세포에 대해 매우 강력한 억제 작용을 지니고 있는 대표적인 항암 식품이기도 하다. 최근에는 미국 국립암연구소가 항암 식품 40여 종 가운데 마늘을 1위로 선정하면서 마늘의 효능이 과학적으로 입증되기도 했다.

예로부터 마늘은 단 한 가지의 해로움에 백 가지 이로움이 있다 하여 '일해백리(日害百利)'라 일컬어졌는데, 특유의 자극적인 냄새가 그 해로움이다. 그런데 이 냄새를 내는 물질이 항암 성분이다. 그러므로 단 한 가지의 해로움도 없는, 몸에 이로운 항암 식품인 셈이다.

마늘에는 알리신(allicin)을 비롯한 각종 유황 화합물과 셀레늄(selenium) 같은 항암 성분이 들어 있다. 특히 마늘 특유의 자극적인 냄새를 내는 유황 화합물인 알릴설파이드(allyl sulfide)가 특히 암을 억제하는 효과가 뛰어나다. 유황 화합물질은 발암물질을 제거하는 해독 효소를 활성화시켜 발암물질의 활성화를 차단하고 해독시켜 암 개시화를 사전에 차단한다.

또 유황 화합물질의 하나인 알리신의 항암 효과가 주목을 받고 있는데, 이는 마늘을 자르거나 찧은 뒤 10분 정도 지나면 마늘에 있는 효소가 화학반응을 일으켜 자신을 방어하기 위해 스스로 만들어내는 자기 방어 물질이다. 따라서 음식에 넣어 열을 가할 때는 마늘을 자르거나 찧은 뒤 10분 정도 두었다가 가열해서 먹어야 항암 효과가 높아진다. 특히 암 발생 과정 중 촉진 단계를 억제하는 작용이 있다. 발암물질에 의해 세포가 손상되어 암 개시 세포가 되더라도 발암 촉진 물질에 노출되어야 전암세포로 진행되는데, 이때 알리신이 촉진 물질을 억제하므로 암이 발생하지 않도록 돕는다.

셀레늄은 암 예방 물질 중 하나로, 마늘은 토양 속의 셀레늄이란 미네랄을 흡수하여 저장하는 성질이 있다. 우리나라 토양에는 대체로 셀레늄이 풍부하므로 국산 마늘에는 셀레늄이 충분히 함유되어 있다.

항암 효과를 얻기 위해 마늘을 먹을 때는 생마늘을 통째로 먹는 것이 가장 효과가 높다. 그러나 공복에 날것으로 먹으면 위 점막이 자극을 받아 속 쓰림이 생길 수 있으므로 굽거나 익혀서 먹는 게 좋다. 마늘은 열을 가해도 이런 성분이 파괴되지 않으므로, 생으로 먹든 익혀 먹든 항암 효과는 변함이 없다. 단, 아스피린, 와파린, 헤파린 등과 같은 항응고제의 작용을 활성화시켜 혈액 응고를 막을 수 있으므로, 수술 중 또는 수술 후에 피가 잘 멎지 않을 수 있다. 따라서 위궤양이나 출혈 위험이 있는 경우에는 주의해야 하며, 수술을 앞둔 사람이나 출혈성 질환을 앓는 사람은 마늘 섭취를 피해야 한다.

생마늘은 하루 1쪽, 익힌 마늘은 하루 2~3쪽이 표준량이다.

② 양배추

양배추는 대표적인 십자화과 식물로, 그 꽃이 십자 모양이며 꽃잎이 모두 4개인 특징이 있다. 십자화과 식물들은 이름은 다르더라도 꽃의 모양이 같고, 모두 비슷한 항암 작용을 갖는다. 항암 작용을 하는 십자화과 식물로는 양배추를 비롯해 브로콜리, 콜리플라워, 케일, 무, 콜라비(kohlrabi), 겨자 등이 있다. 정도의 차이는 있으나 모두 비슷한 항암 작용을 갖고 있고, 성분도 비슷하다.

양배추는 녹색, 적색, 보라색, 흰색이 있으며, 양배추의 대표적인 항암물질은 인돌이다. 인돌은 동물실험을 통해 암 발생을 억제하는 효능이 있음이 확인되었고, 그 후 여러 연구 결과를 바탕으로 발암 억제 작용이 확실한 물질로 인정받았다. 인돌은 발암물질을 체내에서 중화시키고 체외로 배설하게 도와주므로 암 발생을 억제시킨다. 양배추에 포함된 브라시닌과 설포라펜은 발암물질을 제거하는 효과가 있다.

양배추는 위궤양이나 십이지장궤양에 효과적인 식품으로 알려져 있지만, 위가 약한 사람은 날것으로 먹지 않는 것이 좋다. 생으로 먹든 가열해서 먹든 효과는 그다지 차이가 없으므로, 가능하면 삶거나 살짝 데쳐서 먹는 것이 좋다.

③ 콩

　　자연에서 얻을 수 있는 단백질의 대표적인 공급원이 콩인데, 식물 중에 단백질이 가장 풍부해서 '밭에서 나는 쇠고기'라고 불린다. 콩은 식물 중 유일하게 인체가 필요로 하는 모든 아미노산을 공급할 뿐만 아니라, 포화지방이 없는 단백질을 공급한다. 콩의 기름은 불포화지방산으로 혈액 중 콜레스테롤을 저하시켜 동맥경화를 예방한다.

　콩은 항암 식품으로도 많이 연구되고 있는데, 유방암과 전립선암 예방 및 치료에 대단히 유익하다. 콩에 들어 있는 이소플라본(isoflavone)이라는 물질은 식물성 에스트로겐의 일종으로 여성 호르몬과 유사한 작용을 한다. 에스트로겐은 유방암 발생을 촉진하는 작용이 있기 때문에 어려서부터 여성 호르몬과 유사한 작용을 하는 이소플라본(콩)을 많이 섭취하면 여성 호르몬인 에스트로겐이 그만큼 덜 작용하므로 성인이 된 뒤에도 유방암 발생이 억제된다. 콩의 주성분인 이소플라본 제제의 투여로 유방암과 전립선암이 상당히 호전을 보인 경우도 보고되고 있다. 폐경기 여성이 콩을 섭취할 경우 이소플라본이 에스트로겐과 비슷한 작용을 해서 골다공증도 예방해준다.

　암세포가 성장하려면 암세포에 영양을 공급하는 혈관을 증식시켜야 하는데, 콩에 들어 있는 제니스틴(genistein)은 혈관 증식을 억제시켜 암세포의 증식을 막아내므로 암 치료에 상당한 효과가 있다. 또 개시 단계와 촉진 단계로 나뉘는 체내 발암 과정에서 촉진 단계를 억제한다. 이미 발암물질에 노출된 비정상 세포가 전암 세포로 진행되는 것을 차단함으로써, 지금까지 밝혀진 유방암과 전립선암뿐만 아니라 생체 외 독성 물질에 의해 발생되는 다양한 암의 예방에도 탁월한 효과가 있을 것으로 생각된다.

우리 전통 음식에는 콩으로 만든 좋은 음식들이 많다. 대표적으로 두부는 콩의 영양소가 우리 몸에 효율적으로 흡수되게끔 만들어진 완전식품이다. 콩을 발효시킨 것이 된장인데, 발효 과정을 거치면서 더 많은 항암물질이 생겨난다. 된장은 비타민 E, 레시틴, 대두 사포닌 등 콩 자체의 항암물질과 더불어 발효에 의해 생성된 항암물질이 합쳐져 항암 효과에 매우 탁월하다. 콩을 2~3일 발효시켜 만든 청국장도 마찬가지로 항암 효과가 뛰어나다. 콩 중에도 검정콩처럼 색이 짙을수록 생체 내 산화를 막는 항산화 효과가 높다.

④ 당근

녹황색 채소나 과일이 갖가지 색깔을 띠는 이유는 식품에 들어 있는 천연색소 때문이다. 이 천연색소를 카로틴이라고 한다.

자연계에는 600여 종의 카로틴이 있는데, 일상적으로 먹는 식품에 들어 있는 카로틴은 40~50여 종이다. 당근에도 다양한 카로틴이 들어 있는데, 특히 베타카로틴과 알파카로틴이 풍부하다. 귤, 오렌지, 복숭아, 살구, 호박 등 다른 식품에도 베타카로틴이 들어 있기는 하지만, 당근의 함유량을 따라오지 못한다.

당근의 독특한 색을 내는 베타카로틴이 바로 강력한 항암제 역할을 한다. 당근에 다량 함유된 베타카로틴은 활성산소에 의한 세포 손상을 막는 항산화 작용이 있어 항암 효과에 좋고, 세포의 분열과 증식을 억제하는 작용도 한다. 또한 베타카로틴 이외에 엽산, 리그닌 등 면역세포의 생산과 활성화를 촉진하는 성분이 있어 면역력을 증강시켜 암 예방 능력을 강화한다. 베타카로틴은 체내에 들어가면 비타민 A로 변한다. 비타민 A도 항암제이지만, 베타카로틴이 비타민 A로 변함으로써 발암을 억제하는 것이 아니라 베타카로틴 자체가 발암을 억제한다. 따라서 당근은 2중으로 항암 작용을 하는 것이나 다름없다. 특히 식도암, 위암, 대장암, 폐암, 유방암 등을 예방하는 효과가 있다.

당근에는 베타카로틴 외에 비타민 C·E 등이 들어 있다. 껍질 부분에 베타카로틴이 많이 들어 있으므로 껍질을 두껍지 않게 깎는 것이 좋다. 당근은 암 예방뿐 아니라 암 환자의 식이요법에도 아주 좋은 식품이다. 다만 카로틴은 기름에 녹는 지용성 비타민이기 때문에 요리할 때 식용유로 조리해야 흡수율을 높일 수 있다. 반면 식초는 카로틴을 파괴하므로 가급적이면 당근과 함께 요리하는 것은 피하는 게 좋다.

⑤ 오렌지

카로틴은 녹황색 채소나 과일에 많이 들어 있는 색소 성분이다. 그중 베타-크립토산틴은 감귤류의 오렌지 색소 성분에 들어 있는데, 베타카로틴이 항산화 작용에 의해 유전자의 손상을 막아 항암 효과를 나타내는 것과 달리, 베타-크립토산틴은 암 발생을 촉진하는 과정을 억제함으로써 암을 예방한다. 정상세포가 활성산소 등에 의해 손상되더라도 암 발생 촉진 물질을 억제하면 암은 발생하지 않는다.

귤이나 오렌지 껍질 안쪽 속살에 붙어 있는 하얀 부분은 펙틴(pectin)이라고 하는 섬유질인데, 혈중 콜레스테롤을 낮추는 작용을 한다. 따라서 흰 껍질을 벗기지 않고 먹는 것이 좋다.

⑥ 토마토

토마토에는 베타카로틴, 라이코펜, 비타민 C·E, 셀레늄,

섬유질 등 다양한 항암물질이 들어 있다. 특히 토마토의 붉은 색소 성분인 라이코펜은 남성의 전립선암과 여성의 유방암을 예방하는 효과가 있다.

베타카로틴은 항산화 작용에 의해 유전자의 손상을 막아 항암 효과를 일으키는데, 라이코펜의 항산화 작용은 베타카로틴보다 약 2배 정도 강력하다. 암 예방 효과는 빨갛게 익은 토마토가 훨씬 크다. 빨갛게 잘 익을수록 붉은 색소 성분인 라이코펜의 함유량도 많아지기 때문이다. 라이코펜은 열에 비교적 강해서 조리해도 크게 파괴되지 않으므로 영양 손실이 크지 않다.

⑦ 시금치

시금치도 녹황색 채소이므로 베타카로틴이 풍부하고, 그 외에도 루테인, 비타민 B군·C·E, 철분, 칼슘, 섬유질 등이 풍부하다. 시금치의 주된 항암 효과는 베타카로틴과 루테인에 의한 것인데, 루테인도 황금색을 띠는 일종의 색소 성분이다. 베타카로틴과 루테인은 활성산소에 의한 세포의 손상을 막는 항산화 작용이 뛰어나 강력한 항암 작용이 있다.

⑧ 브로콜리

브로콜리는 꽃봉오리와 줄기를 먹는 양배추의 원형으로, 남부 유럽에서 식용하던 것이 미국에 전해졌다. 브로콜리에서 추출한 항암물질이 암 발생을 억제하는 데 효과가 뛰어나다는 것이 밝혀지면서 암 예방 식품으로 각광받고 있다. 베타카로틴, 비타민 C·E, 셀레늄, 섬유질, 인돌, 설포라펜, 유황 화합물 등이 풍부한 알칼리성 식품으로, 인돌이나 설포라펜은 해독 효소를 활성화시켜 체내의 발암물질을 중화시키고 체외로 배설시켜 발암물질을 제거한다.

브로콜리와 비슷한 콜리플라워는 '꽃양배추'라고도 하는데, 지중해 동부의 야생 양배추의 일종으로, 비슷한 항암 작용을 하는 알칼리성 항암 채소다. 꽃봉오리보다 줄기 부분이 영양가가 높고 섬유질이 풍부하므로 줄기까지 먹는 것이 좋다.

⑨ 가지

가지는 채소류 중 비타민 함량이 가장 적은 채소라서 영양가가 별로 높지 않아 영양학적인 측면에서는 별로 내세울 것이 없다. 그러나 암 억제 효과만큼은 뛰어나다. 가지에는 칼슘과 철분, 베타카로틴, 알칼로이드, 페놀, 클로로필, 섬유질 외에도 폴리페놀의 일종인 안토시아닌(anthocyanin)이 함유되어 있다.

녹황색 채소와 과일 등에 들어 있는 식물성 화학물질인 피토케미컬 가운데 항암 성분으로 주목받고 있는 물질이 폴리페놀류다. 폴리페놀은 녹색식물이 광합성 작용을 할 때 생성된 포도당의 일부가 변한 것으로, 가지의 보라색 색소 성분인 안토시아닌에는 암을 억제하는 효과가 있다. 안토시아닌은 가지 외에 블루베리나 검정콩에도 들어 있다. 가지에 함유되어 있는 항암 성분으로 엽록소, 즉 클로로필(chlorophyll)이 있는데, 광합성 작용에 필요한 녹색 색소로 녹황색 채소에 많이 들어 있고 유전자의 손상을 막는 항암 작용이 있다.

가지는 떫은맛이 강해 벌레도 잘 먹지 않을 만큼 살충 효과가 강하다. 이런 항암 성분은 조리를 해도 그대로 유지된다. 특히 가지의 꼭지 부분과 껍질 부분에 항암 성분이 많다고 하니 꼭지까지 모두 조리해서 먹도록 하자.

⑩ 포도

포도 껍질에 있는 항산화 물질인 레스베라트롤(resveratrol)이 항암 작용을 한다. 레스베라트롤은 발암 과정을 차단하고 세포 자살을 유도하여 암세포의 증식을 억제하며, 암세포에 영양분을 공급하는 보급로인 신생 혈관 생성을 억제함으로써 암세포를 괴사시킨다. 전 세계적인 베스트셀러였던 《포도 요법》은 남아프리카의 요한나 브란트(Johanna Brandt)가 쓴 책으로, 포도로 암을 치료했다는 사례로 유명하다. 포도는 강력한 바이러스 살균 작용을 하고, 마그네슘이 풍부해 변비에 탁월한 효과를 보인다.

⑪ 녹차

일본인들이 차잎이 푸르다고 해서 붙인 이름으로, 우리나라에서는 차라고 불렸다. 동양 사람들은 차를 마신다고 하면 흔히 녹차를 떠올리는데, 녹차가 건강에 이롭다는 과학적 결과가 많이 나오면서 차에 대한 관심도 점차 높아지고 있다.

녹차에는 강력한 산화방지제인 폴리페놀류(카테킨 등), 강력한 살균 작용을 하는 타닌(tannin), 알칼로이드류(카페인 등) 그리고 각종 비타민과 미네랄이 함유되어 있다. 주성분의 하나로 아미노산의 일종인 L-테아닌(L-theanine)은 뿌리에서 생합성되어 줄기를 타고 잎에 저장되며, 햇빛을 받으면 카테킨으로 전환된다. 녹차의 폴리페놀 성분 중 암을 억제하는 항암 성분은 녹차의 떫은맛을 내는 카테킨 성분이다. 카테킨 화합물인 에피갈로카테킨 갈레이트(EGCG)는 활성산소를 제거하여 유전자 손상에 의한 세포의 돌연변이를 막아준다. 그 외에 타닌은 바이러스와 세균을 죽이는 작용을 한다.

니트로소아민은 위암을 일으키는 강력한 발암물질로, 햄, 소시지, 베이컨 등 질산염이 포함된 식품을 먹게 되면 위에서 생긴다. 그런데 이런 음식을 먹은 후 녹차를 마시면, 니트로소아민이 거의 검출되지 않는다고 한다. 녹차를 즐겨 마시는 사람한테서 위암의 발생이 적다는 연구도 있는데, 니트로소아민을 중화시키기 때문으로 생각된다. 이 같은 효능을 얻기 위해서는 녹차를 하루 3잔 정도 마시는 것이 적당하다.

녹차에는 건강에 좋은 여러 가지 성분이 들어 있지만, 몇 가지 주의할 사항이 있다. 녹차는 위산의 분비를 촉진시키므로 위궤양이 있는 사람들은 조심해야 한다. 커피보다는 적으나 상당한 양의 카페인이 들어 있으므로, 카페인에 약한 사람들은 카페인을 제거한 녹차를 마시는 것이 좋다. 펄펄 끓는 물보다는 약간 식혀 70~80℃ 정도가 되었을 때 물을 부어서 2~3분 지난 다음에 마시면 녹차에 있는 좋은 성분들이 제대로 우러난다. 또 뜨거운 차를 마시면 식도암의 위험이 있으니 식혀서 마시도록 하자.

⑫ 케일

미국 국립식물성화학물질연구소에 의하면 십자화과 식

물 가운데서도 케일에 식물성 화학물질인 피토케미컬이 가장 많이 들어 있다고 한다. 케일에는 베타카로틴, 루테인, 비타민 C·E, 칼슘, 칼륨, 철분, 클로로필 등이 풍부하게 들어 있다. 베타카로틴과 루테인은 활성산소에 의한 세포의 손상을 막는 항산화 작용이 뛰어나 강력한 항암 작용을 한다. 특히 폐암 억제에 좋다. 특히 케일에는 루테인이 베타카로틴보다 많이 함유되어 있다. 그 밖에도 다른 십자화과 식물처럼 상당한 양의 유황 성분이 들어 있다. 케일의 각종 영양소와 유황 성분은 열을 가하면 파괴되지만, 요리한 음식을 좋아한다면 영양분을 일부 잃더라도 나쁘지 않다.

영양소를 자연 상태 그대로 모두 섭취하려면 녹즙을 만들어 마시는 것이 좋다. 케일만 녹즙으로 만들면 케일 양에 비해 녹즙의 양이 매우 적고 풀 냄새로 인해 마시기가 곤혹스러울 수 있다. 그러므로 사과를 함께 갈면 풀 냄새가 적어 한결 마시기에 좋다.

⑬ 딸기

딸기에는 비타민 C, 엽산, 칼륨, 아연, 셀레늄 등이 들어 있다. 딸기의 엽산은 임산부에게 좋고, 칼륨이 풍부해 고혈압 환자에게도 좋다. 특히 엘라그산(Ellagic acid)이 있어 세포의 돌연변이를 막아주는 역할을 한다. 따라서 세포가 정상화되므로 암을 예방해준다. 엘라그산은 열에 강하기 때문에 잼으로 만들어 먹어도 그 효과가 크게 변하지 않는다.

⑭ 감자

감자는 탄수화물, 단백질, 섬유질, 비타민 B·C, 칼륨, 철분 등이 풍부한 알칼리성 식품으로 암, 소화기 질환, 성인병 예방과 치료에 좋다. 특히 비타민 C가 상당히 많이 들어 있다. 녹황색 채소에 들어 있는 비타민 C는 열에 약해 조리 과정에서 상당량이 파괴되지만, 감자 속에 있는 비타민 C는 전분에 의해 보호되기 때문에 가열해도 손실이 적다.

칼륨은 혈압을 낮추고 혈관 벽의 탄력성을 유지시켜 혈액순환이 잘 이루어지도록 돕는 성질이 있다. 이러한 영양분은 껍질이나 껍질 근처에 몰려 있기 때문에 충분히 영양분을 섭취하려면 감자 껍질까지 먹어야 암 예방 효과가 향상된다. 특히 감자 껍질에는 폴리페놀의 일종인 클로로겐산(chlorogenic acid)이 많이 들어 있어 세포의 돌연변이를 막아준다. 또 항산화제가 들어 있어 활성산소를 중화시킴으로써 간접적으로 항암 작용을 도와준다.

몸에 유익한 영양분이 파괴되는 것을 막기 위해서는 날것으로 먹는 것이 건강에 좋다. 감자 생즙은 특히 위 보호에 탁월하다. 아침저녁으로 식사하기 한 시간 전에 신선한 감자를 강판에 갈아 생즙을 먹으면 좋다. 그러나 생으로 먹는 것은 맛이 없고 비위가 약한 사람은 먹기가 쉽지 않다. 따라서 쪄서 먹으면 먹기도 좋고 영양분 손실을 줄일 수 있다. 다만 당분이 많아 혈당이 올라갈 수 있으므로 과잉 섭취하지 않도록 주의해야 한다.

한편 감자가 초록색을 띤다거나 싹이 튼 것은 독성이 있으므로 피해야 한다. 이런 감자에는 솔라닌이란 독성 물질이 들어 있기 때문이다. 솔라닌은 독성이 있어 많이 섭취할 경우 구토나 복통, 설사를 일으킬 수 있다.

⑮ 현미

벼에서 왕겨만 제거한 것이 현미이고, 현미에서 쌀겨를 제거하고 배아(씨눈)만 남긴 것이 배아미다. 여기서 배아를 제거하면 백미가 된다. 현미에는 배아가 그대로 붙어 있어 탄수화물, 단백질, 지방, 각종 비타민과 미네랄, 필수아미노산 등 여러 가지 영양소가 풍부하게 들어 있다. 쌀의 모든 중요한 영양소는 씨눈에 가장 많이 들어 있고, 쌀겨(속껍질)와 바로 밑에 그다음으로 많이 들어 있다.

현미는 생명력이 대단히 강하고 영양분이 골고루 포함되어 있는 완전 영양식품이다. 현미는 배아와 쌀겨가 있는 살아 있는 쌀이다. 배아는 싹이 나오는 곳으로 영양분이 집결되어 있고, 쌀겨(속껍질) 부분에도 여러 종류의 영양분이 들어 있다. 특히 쌀겨에는 독성 물질을 제거해주는 피트산(Phytic acid)과 섬유질이 풍부하게 들어 있다.

피트산은 농약이나 화학비료의 독성, 식품첨가물의 독성, 발암 물질을 제거하는 배독 작용이 탁월하여, 무의식중에 섭취하는 대부분의 독성 물질을 제거해주므로 현미야말로 최고의 암 예방 식품이다. 또 독성 물질을 먹더라도 현미에 풍부한 섬유질이 흡착하여 변으로 배설시켜주므로 현미는 2중으로 암을 예방한다.

⑯ 사과

사과는 전 세계 어느 나라에나 보급되어 있다. 미국에는 "하루에 사과 1개를 먹으면 의사가 필요 없다"라는 말까지 있을 정도로 우리 몸에 좋다.

실제로 사과는 비타민 A·C, 칼륨, 섬유질 등이 풍부한 알칼리성 식품으로 암, 소화기 질환, 성인병 예방과 치료에 탁월하다. 사과의 수용성 섬유질인 펙틴은 혈당을 조절해주며 콜레스테롤을 낮춰주고 변비도 완화시킨다. 사과는 섬유질이 많으므로 혈당치의 급격한 변화는 없지만, 주스를 만들어 먹으면 섬유소가 파괴되어 좋지 않으므로 생으로 먹거나 강판에 갈아 먹는 것이 좋다. 특히 사과 껍질에는 폴리페놀의 일종인 클로로겐산이 많이 들어 있어 세포의 돌연변이를 막아준다. 사과의 좋은 성분은 대부분 껍질에 몰려 있으므로 껍질째 먹는 것이 바람직하다. 한편 감자와 사과를 같이 두면 둘 다 맛이 변할 수 있으므로 보관할 때 주의해야 한다.

⑰ 새싹 채소

모든 채소에는 새싹에 최고의 영양분이 들어 있다. 즉, 새싹에는 위대한 생명력이 깃들어 있기에 새싹은 최고의 생식이라 할 수 있다. 싹 채소라고도 하는 새싹 채소는 특정한 채소를 일컫는 것이 아니라, 채소류나 곡물류의 종자를 파종하여 나오는 싹이나 생육 초기의 어린 떡잎을 식용으로 하는 채소를 말한다.

모든 채소는 새싹으로 재배할 수 있는 데다 콩나물, 무, 배추, 보리는 새싹에 최고의 영양분이 들어 있다. 새싹 채소의 생즙은 그 자체로 항암 식품이 된다. 무, 배추, 보리는 완전 생식이 가능하나, 콩나물은 끓는 물에 1분 정도 살짝 데쳐서 먹는 게 좋다. 무 새싹은 무 자체보다도 매운맛이 강한데, 매운 성분은 좋은 소화제가 된다. 새싹 채소에는 농약 성분이 없을 뿐만 아니라, 강력한 알칼리성 식품으로 섬유소를 비롯한 기타 성분이 풍부하게 들어 있으며, 이들이 협력해서 특유의 항암 작용을 하게 된다.

한 가지 항암 식품에만 의존하지 마라

신문이나 뉴스를 보면 종종 어떤 특정 식품의 추출물이 암을 예방하고 암세포의 성장을 억제한다는 보도를 접하게 된다. 그럴 때마다 눈이 번쩍 뜨이고 귀가 솔깃해진다. 암을 예방해준다는 각종 식품을 먹으면 정말로 암에 걸리지 않을까? 또 암 환자가 항암 식품을 많이 먹으면 암세포가 줄어들까?

결론부터 말하면, 효과를 보는 경우도 있지만 반드시 그렇다고 볼 수는 없다. 사람마다 개인차가 있으므로 항암 식품에 대해 반응은 달리 나타날 수 있다. 또 특정 식품의 특정 성분 하나가 항암 효과를 보인 것 때문에 특정 식품을 먹으면 암이 예방된다든가 암이 치료된다고 오해하곤 한다. 콩에서 항암 성분이 발견되었다는 말은, 콩에 함유된 수많은 성분 중에서 한 가지 항암 성분을 추출해낸 뒤 암에 걸린 쥐에 투여했더니 그 결과 암세포가 줄어들었다는 뜻이다. 지금까지 밝혀진 항암물질만도 수백 종이 넘기 때문에, 특정 성분 하나가 항암 효과를 보였다고 해서 암을 예방하는 식품이나 항암제로 여기는 것은 크나큰 오해다.

또 동물실험 결과를 최종 결과인 양 오해하지만, 쥐와 사람은 엄연히 다르다. 이는 동물실험에서 얻은 결과가 인체에도 나타날 수 있다는 가정일 뿐이다. 동물실험 결과가 인체에 그대로 적용될 수 있는 가능성은 100분의 1 또는 1,000분의 1에도 미치지 못한다.

그런데 간혹 죽음의 문턱까지 갔다가 식이요법으로 자연 치유되는 기적이 종종 일어나기도 한다. 같은 치료를 받는다고 해도 사람마다 제각기 다른 반응이 나타난다. 어떤 환자들은 항암제 부작용이 심하지만 그렇지 않은 환자도 있다. 세상에 똑같은 사람이 없듯이, 암도 사람마다 다르다. 따라서 같은 식이요법이라도 반응은 저마다 달리 나타나게 마련이다. 그러나 분명한 것은, 식이요법이 암 치료를 방해하는 건 아니라는 사실이다. 균형 잡힌 식이요법은 암을 예방하고 암 치유에 도움이 된다. 자연 치유는 어떤한 가지 물질만으로 이루어지는 것이 아니라 여러 가지 물질들이 합동으로 작용하여 이루어지며, 종합적인 조건이 우연히 구비될 때 자연 치유가 일어나는 게 아닌가 한다.

그러므로 한 가지 화학 성분에 의존해서 암이 억제되기를 기대하기보다는 다양한 항암 식품을 섭취해서 암을 억제시키는 것이 바람직하다. 한 가지 화학 성분보다는 여러 가지 성분이 복합적으로 상승 작용해야 더 큰 효과를 얻을 수 있기 때문이다. 따라서 몸의 세포가 무방비 상태에서 과도한 활성산소나 발암물질의 공격을 받아 무너지지 않도록 평소에 견고한 항산화 방어 체계를 구축해둘 필요가 있다. 그러려면 평소에 다양한 종류의 항암 채소와 과일을 먹어야 한다. 결국 다양한 식단으로 균형 있게 영양을 섭취하라는 것, 그리고 한 가지만 먹지 말고 각종 항암 식품을 골고루 섭취하는 것이 가장 좋은 건강식이라는 결론이 나온다.

자연식을 먹어야 하는 이유

치료의 기본은 먹으면서 고치는 것이다. 이때 자연식은 최고의 대안이다. 우리의 주식은 쌀인데, 특히 백미 대신 현미를 먹어야 한다. 그리고 5백(伍白) 식품, 즉 백미, 백설탕, 흰 밀가루, 흰 소금, 각종 화학조미료를 멀리하도록 한다. 현미밥 중심의 자연식을 하면 각종 성인병과 암 등을 예방하고 치료할 수 있다. 자연식을 하면 균형 잡힌 영양소를 섭취할 수 있기 때문이다.

인간의 치아는 곡식을 씹어 먹는 데 사용하는 어금니가 좌우상하 5개씩 총 20개, 과일과 채소를 먹는 데 사용하는 앞니가 상하 각각 4개씩 총 8개, 고기를 끊어 먹는 데 사용하는 송곳니가 좌우 상하 각각 1개씩 총 4개다. 따라서 치아의 비율로 보아 총 식사량이 32라면 육식은 4 정도가 적절하다.

필자는 탄수화물과 단백질, 지방의 섭취 비율을 8 대 1 대 1로 할 것을 권장한다. 탄수화물 위주의 식사를 하라는 말이다. 그 대신 탄수화물은 반드시 잡곡을 통해 섭취해야 한다. 인간은 본래 초식동물이므로, 육식이나 동물성 지방을 피하면서 채식 위주의 식사를 하는 것이 모든 연령대의 사람이나 암 환자에게 효과적이다. 중요한 것은 균형이다.

탄수화물, 단백질, 지방은 탄소, 수소, 산소로 구성되어 있는데, 단백질만 탄수화물이나 지방과 달리 탄소, 수소, 산소 이외에 질소를 함유하고 있다. 탄수화물이 몸에 들어오면 포도당으로 바뀌고, 단백질은 아미노산으로 바뀌어 흡수된다. 그리고 남은 포도당은 모두 글리코겐으로 바뀌어 간과 근육에 보관된다. 그보다 더 많이 먹게 되면 중성지방의 형태로 복부나 엉덩이 등에 장기 보관된다. 하지만 탄수화물 말고 동물성 지방을 단백질과 함께 먹었을 때는 문제가 된다. 콜레스테롤의 형태로 보관되기 때문이다. 콜레스테롤은 세포막을 형성하는 성분이지만 남은 분량은 보관하는 장소가 따로 없어 동맥 벽에 붙어 동맥경화를 유발한다. 말 그대로 혈관이 굳어버리는 것이다.

지방의 섭취량이 증가하면 체내에서 담즙의 분비가 증가되고 장 내로 분비되는 담즙산의 양도 같이 증가한다. 장 내로 나온 담즙산은 장 내 세균에 의해 발암물질로 만들어져서 대장암의 원인이 된다.

유기농 식품을 선택하자

자연이 키운 먹을거리야말로 생명을 살리는 최고의 식품이다. 하지만 사람의 손을 거치고 유해한 환경에 노출되면서 먹을거리가 위협을 받고 있으며, 각종 농약, 화학 성분이 함유된 음식은 몸을 병들게 한다. 따라서 유기농 식품을 선택해야 한다. 유기농의 의미는 비옥한 토양에서 자라 미네랄과 유기물질이 적절히 포함되어 있는 양질의 생산물을 말한다. 당연히 인공 화학비료나 살충제, 제초제 등을 사용하지 않아 독성 잔류 물질이 있을 확률이 매우 적다. 이런 식물들은 활기가 넘치고 건강하다. 시중에서 쉽게 구입할 수 있는 유기농 식품들이 이런 조건을 모두 만족시키지는 않더라도 화학비료나 살충제, 제초제를 사용한 일반 식품보다는 훨씬 건강하고 안전하다.

유기농 식품은 화학비료나 농약을 사용한 일반 식품과는 질적으로 다르다. 유기농 식품은 알칼리성 식품이며, 육식이나 인스턴트 식품으로 산화된 몸을 회복시켜주는 데 매우 유익하다. 따라서 유기농 제품을 섭취함으로써 암 개선에 어느 정도 효과를 볼 수 있다.

인체는 무한한 재생력을 지니고 있다. 우리 몸의 세포는 노쇠한 세포를 버리고 새로운 세포를 끊임없이 만든다. 그런데 노쇠한 세포를 버리지 못하면 결국 암으로 생명을 잃게 되고, 노쇠한 세포를 버리되 재생력을 갖지 못하면 마찬가지로 쇠약해져서 죽게 된다. 올바른 식사(자연식)와 적당한 운동, 충분한 수면과 올바른 마음가짐을 가져야만 재생력을 잃지 않을 수 있다.

인간뿐만 아니라 동물도 재생한다. 닭을 좁은 닭장 안에 가둬두고 인공 배합 사료를 먹여 키우면서 알을 낳게 할 경우, 1~2년 정도가 지나면 더 이상 알을 낳지 못하게 된다. 하지만 이런 닭도 다시 방목하면 알을 낳을 수 있게 된다. 상추나 부추를 심어 그 잎을 잘라내면 잘린 곳에서 또다시 자라난다. 이처럼 모든 생물은 놀라운 재생력을 지니고 있으며, 재생력을 유지하려면 좋은 음식과 운동이 필요하다. 인간도 자연식을 하고 적당한 운동을 하면 재생력을 회복하여 병도 물리칠 수 있다.

깨끗한 물, 공기, 햇빛을 갖춘 환경에서 운동을 한다면 더욱 좋을 것이다. 늘 가까이 있고 공짜로 얻을 수 있는 깨끗한 물, 공기, 햇빛과 자연식이 바로 불로장생약이자 항암제다. 올바른 음식만 제대로 선택한다면 얼마든지 먹으면서 질병을 고칠 수 있다. "인간은 자연에서 멀어질수록 질병과 가까워진다"는 괴테의 말은 만고불변의 명언이다.

운동

암 환자에게 운동은 생명의 몸짓

암 환자들은 질병과 힘든 항암 치료 과정으로 인해 피곤과 허약감, 무기력 등 신체 기능이 떨어진다. 환자들의 신체적 피로를 해소하기 위해 의사들은 충분한 휴식과 수면을 권장한다. 그러나 암 환자들에게 휴식만이 최선은 아니다. 무엇보다 적당한 운동이 필요하다.

일반인들은 체력 단련이나 체중을 줄이고 건강을 유지하기 위해 운동을 한다. 그러나 암 환자는 병을 앓고 치료하면서 전신 쇠약을 겪고, 누워 있는 시간이 많아서 심폐 기능이 약해지며, 근육들이 위축되어 신체 기능이 저하된다. 그래서 체력을 회복하고 자연 치유력을 높이기 위해 운동을 해야 한다. 적당한 운동과 충분한 휴식은 자연 치유 능력을 향상시킨다.

항암 치료가 끝난 환자들에게 추천할 만한 운동은 바로 유산소 운동이다. 무엇보다도 입원과 항암 치료로 인해 극도로 쇠약해진 환자의 심폐 기능을 향상시키는 데 주력해야 한다.

암 환자가 하면 좋은 운동

운동은 자신이 좋아하고 즐겨 하는 종목을 선택해 꾸준히 하는 것이 좋다. 한 가지만 꼽으라면 걷기를 추천한다. 인간은 원래 두 발로 걷도록 만들어졌다. 걷기는 근육과 힘줄을 단련시키고 튼튼하게 유지한다. 몸의 균형을 유지하기 위해 소뇌는 귀를 통해 얻는 정보와 시각적인 정보 등을 통해 근육의 반응을 조절한다. 걷기는 감각적·운동적 기능의 종합적인 조화가 요구되는 운동이며, 근골격계뿐 아니라 두뇌도 훈련시킨다.

몸의 자연 치유 체계가 정상적으로 작동될 수 있도록 하려면 꾸준히 걷는 것이 좋다. 열심히 걷는 사람은 건강하며, 질병에 걸렸을 때도 자연 치유력이 높다. 게다가 굳이 배울 필요가 없고 혼자서도 얼마든지 할 수 있다.

걷기는 편안한 운동화를 신고 흙길에서 하는 것이 좋다. 처음에는 20분부터 시작하여 적응되면 30~40분까지 늘린다. 걷고 나서 숨이 약간 찬 정도가 적당하므로, 30~40분 정도 걷고서도 숨이 차지 않으면 도중에 좀 더 속도를 낸다. 그러나 무리해서는 안 되며, 힘들면 중간에 휴식을 취하도록 하자. 중요한 것은 자신의 체력에 맞게 하는 것이지, 다른 사람의 체력과 비교할 필요는 없다.

걷기 외에 신체에 무리를 주지 않고 적절한 자극을 줄 수 있는 운동으로는 조깅, 고정식 자전거 타기, 줄넘기, 수영 등이 있다. 그중 고정식 자전거 타기는 처음 한 달 동안은 주 3회 정도 낮은 강도로 20분부터 시작한다. 페달에 걸리는 부하는 운동 후 무릎 통증이 없을 정도의 강도를 유지하다가 차츰 운동 시간을 늘린다.

낮은 강도의 운동에 적응되면 한 번쯤은 30분 이상 빨리 걷거나 가벼운 달리기처럼 조금 숨이 찬 운동을 해도 좋다. 수영이나 물속 걷기는 체중으로 인한 부담이 적어 관절에 무리를 주지 않고, 심폐 기능이 향상되며, 평소에 사용하지 않는 근육을 자극함으로써 몸의 유연성이 향상되고 체력을 회복하는 데 도움을 준다.

암 환자에게 추천하는 운동 방법

　운동을 할 때는 운동의 강도를 어느 정도로 할 것인지 염두에 두어야 한다. 건강한 사람은 최대 심장 박동수의 65~75% 수준으로 운동하는 것이 효과적이다. 최대 심장 박동수는 '220 – 실제 나이'이므로 건강한 60세 사람은 1분당 심장박동수가 104~120회 정도 되도록 운동하는 것이 적당하다. 그러나 암 환자는 최대 심장 박동수의 40~50% 정도로 하는 것이 좋은데, 운동 중에 다른 사람과 얘기를 나눠도 숨이 차지 않을 정도다. 또는 주관적인 피로도를 근거로 해서 약간 숨이 차거나 환자가 힘들어하지 않는 운동 강도를 유지하도록 한다.

　운동은 매주 4~5회, 매회 30~40분 정도로 하는 것이 좋다. 이것이 힘들다면 일주일에 3회 정도여도 충분하다. 운동 전에는 반드시 준비운동을 하고, 피로하면 일단 휴식을 취하고 다시 운동한다. 운동한 다음 날 피곤을 느낀다면 운동을 쉬어도 좋다. 절대로 무리해서 운동할 필요는 없다.

　운동은 꾸준히 하면 된다. 운동이 몸에 좋다고 해서 운동을 많이 하면 좋을 것이라는 생각은 금물이다. 약이 좋다고 과다하게 투여하면 극약이 되는 것과 마찬가지 이치다. 과한 운동은 암 환자에게 치명적이다. 휴식이 충분히 이루어지지 않으면 또 다른 병을 초래하기 때문에, 운동과 휴식은 균형을 이루어야 한다.

암 환자가 운동을 하면 좋은 이유

운동은 여러 가지 면에서 몸의 치유 체계에 이롭다. 운동하면 혈액순환과 신진대사가 촉진된다. 특히 심장 박동수가 늘고 호흡이 가빠지며 몸이 뜨거워지는데, 이는 면역력을 높이는 데 도움이 된다. 체온이 올라가면 면역력도 올라간다.

또 운동하면 근육의 수축이 일어난다. 운동과 더불어 근육의 활동, 즉 수축이 시작되면 산소 요구량이 증가한다. 그 결과 심장은 근육에 더 많은 산소를 공급하기 위해 박동수를 증가시켜 혈액의 산소 공급을 늘린다. 이처럼 한정된 혈액량을 가지고 신체 각 부위에 혈액을 분배하기 위해 심장 박출량도 증가하게 되고, 부위별로 혈액을 공급하기 위해 혈관 운동도 증가하게 된다. 혈관의 총 길이는 약 10만 킬로미터로, 산소 운반부터 노폐물 정화에 이르기까지 많은 일을 혈관과 혈액이 담당한다. 혈관도 우리 몸의 중요한 장기로, 운동하면 혈관이 튼튼해진다.

한편 대사 산물인 탄산가스도 제거해야 하므로 호흡도 빨라진다. 운동하면 산소 섭취가 늘고 이 산소를 이용하여 몸은 에너지를 만들고 열을 방출한다. 따라서 체온이 올라간다. 몸속에서 발생한 열을 혈액이 체표면의 피부로 운반하면 피부는 땀으로 열을 방출한다. 열로 인해 혈관이 덥혀지면 늘어나는데, 이때 혈류량이 증가한다. 그리고 혈류량이 증가하면서 혈액 안의 독소도 빠른 속도로 땀샘을 통해 내보내게 된다. 땀의 99%는 물이며, 물 외에 1%에 젖산, 소금, 질소화합물 등 노폐물이 포함되어 있다.

사람은 항온동물로 정상 체온은 36.5~37℃다. 인간은 열을 생산하는 생명체로, 끊임없이 열을 생산하고 방출한다. 열은 탄수화물, 단백질, 지방 등이 가진 화학에너지와 호흡으로 들이마신 산소가 미토콘드리아 내에서 산화되어 에너지를 발생시켜 만든다. 그중 약 30%는 일 에너지로 바뀌고 나머지가 열로 변한다. 인체는 생명을 유지하기 위해 세포 내 미토콘드리아에서 끊임없이 에너지를 생산해낸다. 따라서 정상 체온을 유지한다는 것은 곧 신진대사가 좋은 상태로 건강하다는 말이다. 그러나 의학적으로 정상체온을 유지하거나 운동 등으로 체온을 유지하기 위해 땀으로 열을 발산하는 생리적 발열 이외의 체온 상승은 정상적인 것으로 보기 힘들다.

우리가 아플 때 외부에서 세균이 침입하면 백혈구가 나서서 세균을 사멸시킨다. 이때 백혈구가 만들어내는 발열 물질에 의해 열이 발생한다. 병에 걸렸을 때 병을 이겨내기 위한 신체의 반응으로 열이 나는 것이다. 즉, 열은 병을 고치려고 하는 우리 몸의 자연스러운 치유 반응이다.

체온이 평소보다 1℃만 내려가도 면역력은 30%나 떨어진다. 반면에 평소보다 1℃ 올라가면 면역력은 5~6배 올라간다. 따라서 저체온인 환자의 체온이 올라가면 면역력도 높아진다. 실제로 암 환자들을 살펴보면 저체온이 많고, 저체온일 때 암세포가 빨리 증식한다. 암세포는 35℃에서 가장 많이 증식하며 39.3℃ 이상이 되면 사멸한다.

내 몸의 체온을 가장 손쉽게 올릴 수 있는 방법은 무엇일까? 바로 운동이다. 운동하면 근육이 수축 또는 확장되면서 체내에 열이 발생해 체온이 올라간다. 그러면 면역력이 높아지고 세포도 제 임무를 충실하게 수행하면서 건강한 몸을 만드는 파수꾼 역할을 하게 된다. 그러므로 운동할 때는 땀이 조금 날 정도로 하는 것이 좋다. 그런데 환자들은 땀이 날 정도로 운동을 하지 않은 편이 좋다. 천천히 걷기만 해도 열이 발생해서 체온이 올라가고, 너무 무리하게 운동하면 활성산소가 많이 생겨나므로 오히려 해가

될 수 있다.

운동을 하면 평상시보다 산소 소비량과 에너지 소비량이 증가한다. 자신의 체력에 맞춰 운동하다가, 차츰 운동 강도를 높여 빨리 걷거나 가볍게 달리는 등 조금씩 숨이 찬 운동을 한다. 운동 이외에 따뜻한 햇볕 쐬기, 잠들기 전 따끈한 물로 목욕하기(따끈한 물로 몸을 30분 정도 데워주는 목욕 요법) 등도 체온을 올리는 데 효과적이다.

적절한 운동을 꾸준히 지속하면 다양한 효과를 기대할 수 있다. 좋은 콜레스테롤, 최대 혈관 확장 능력, 심혈관 기능 등이 증가하고, 혈액순환이 촉진되며, 나쁜 콜레스테롤, 혈압, 맥박, 혈당, 혈액 내 염증 수치가 줄어들면서 심혈관 질환의 위험을 절대적으로 감소시켜준다.

또 인체의 각 기관에 자극을 주고 체력을 회복할 수 있도록 도와준다. 아침에 일어나자마자 스트레칭과 맨손체조를 하면 더욱 좋다.

물

물이 건강을 좌우한다

인간은 태어날 때 체중의 약 90%가 물이다. 그러나 나이가 들면서 소아는 체중의 70%, 성인 남자는 60%, 성인 여자는 50%가량으로 차츰 줄어들게 된다. 평균적으로 몸의 70% 정도가 물로 이루어진 셈이다. 물에는 전해질이 녹아 있으며, 그 성분은 항상 일정한 범위에서 조절·유지되어 세포에 안정적인 환경을 제공한다. 혈관 내 세포 외 체액이 혈액인데, 물은 이러한 혈액 무게의 80%를 차지한다.

물은 건강에 기초를 제공한다. 인간은 음식을 먹지 않은 상태로 몇 주를 살 수 있지만, 물 없이는 며칠도 견디기 힘들다. 채소의 새싹 역시 흙과 비료 없이 물만으로도 재배할 수 있다. 물속에 각종 영양소가 들어 있기 때문이다. 그래서 물은 생명의 근원이다.

인간은 수분이 체중의 1%만 부족해도 금방 갈증을 느낀다. 또 수분이 체중의 5~6%가 부족하면 탈수로 인해 맥박과 호흡수가 증가하고, 10%가량 부족하면 현기증과 근육 경련이 일어난다. 인체의 수분 비중이 1~2% 정도 부족한 상태가 만성적으로 지속되면 '만성 탈수'라고 하는데, 만성 탈수 상태에서는 인지나 정신 기능이 현저히 줄어드는 것으로 알려져 있다.

물은 혈관을 통해 60조 개의 세포에 영양분을 실어 나르는 일을 하며, 혈액순환을 좋게 하고, 신진대사를 촉진하며, 노폐물이나 독소를 배출한다. 몸의 70%가 물로 이루어져 있으므로 우리 몸의 세포는 물속에 잠겨 있는 것이나 다름없다. 하지만 물이 부족하면 혈액순환과 물의 공급이 원활하지 못해 세포에 영양 공급이 충분히 이루어지지 않아 세포가 제 기능을 할 수 없다. 인체도 물이 부족하면 영양 부족이 될 뿐만 아니라, 세포 속에 쌓인 노폐물이나 독소를 배출하지 못해 새로운 질병이 생기기도 하고 앓던 질병이 악화되기도 한다.

반대로 물을 충분히 마시면 질병을 예방할 수 있다. 몸속의 독소를 제거하는 것을 디톡스(Detox)라 하는데, 해독(Detoxification)의 약자다. 물을 충분히 섭취하는 것이야말로 노폐물이나 독소를 제거할 수 있는 가장 확실한 디톡스(해독) 방법이다.

물은 부작용 없는 해독제

녕소 물의 섭취가 부족하면 대장까지 가는 물이 줄어들어 대변이 굳어져 변비의 원인이 된다. 물을 충분히 섭취하면 발암물질을 몸 밖으로 내보내줄 뿐만 아니라, 배변을 도와 발암물질이 대장 벽에 들러붙는 시간을 줄여주기 때문에 대장암도 예방된다. 또한 물은 몸 안의 독소를 희석시키고 배출해내는 역할을 하는데, 독소가 배설되지 않고 몸에 흡수될 때 나타나는 증상인 두통이나 만성 피로, 거친 피부, 암의 싹도 미연에 막을 수 있다.

물을 적게 마시면 소변의 농도가 짙어져 요로결석이 생길 확률이 높아지고, 원래 있던 결석도 커질 가능성이 높다. 그러나 물을 많이 마시면 소변이 희석되고 요로결석의 배출도 원활해진다. 치료와 예방이 함께 이루어지는 셈이다. 또 콩팥, 요관, 방광 등에 생기는 암 발생도 줄어든다. 발암물질이 소변으로 배설됨에 따라 발암물질이 몸속에 머무는 시간과 농도를 줄여주기 때문이다. 특히 방광암은 물을 많이 마실수록 예방 효과가 커진다. 대장암도 물을 많이 마시는 사람이 그렇지 않은 사람보다 발생 위험이 45% 감소하는 것으로 조사됐다.

한편 만성적인 탈수 상태에서는 침샘의 기능에도 이상이 생겨, 침의 양이 줄어들고 이로 인해 구강 상태가 나빠질 수 있다.

사람이 하루 동안 섭취한 물은 몇 갈래의 길을 거쳐 배설된다. 대소변으로 배출되는 수분이 약 1.6리터(소변으로 약 1.4리터, 대변으로 200밀리리터), 대소변 외에 배출되는 수분이 약 1.5리터(땀, 피부, 호흡으로 각각 약 500밀리리터)로, 성인이 하루에 배출하는 수분은 총 3.1리터에 달한다. 반면 하루에 음식으로 섭취하는 수분은 약 1~1.2리터이며, 재활용 수분(몸속의 세포 대사 중 산화 작용으로 발생하는 물)도 소량(100밀리리터)이므로, 식사 이외에 1.8리터 이상의 수분을 보충해줘야 한다.

따라서 하루에 섭취하는 물의 양도 약 1.8리터 이상이어야 한다. 보통 컵(한 컵 200밀리리터)으로 하루에 8~10잔 정도의 물을 섭취할 것을 권장한다. 물론 이것은 하나의 기준일 뿐이다. 하루에 섭취하는 수분은 자신에게 맞춰 적절히 조절하면 된다. 특히 노인들은 신장에서 수분의 재흡수율이 떨어지고 뇌의 시상하부에 있는 갈증중추가 노화된 탓에 수분이 부족해도 갈증을 잘 느끼지 못하므로, 일부러 물을 조금씩, 자주 마시는 것이 좋다.

물, 이렇게 마시면 좋다

잠을 자는 동안에는 호흡이나 땀 등으로 수분이 배출되지만 따로 보충되지는 않기 때문에, 아침에 우리 몸에 필요한 물을 보충해줘야 한다. 따라서 물은 아침 공복에 마시는 것이 좋다. 마른 대지의 식물에 물을 주는 것과 같은 이치다. 또 하루 종일 틈틈이, 자주 마시는 것이 좋다. 식사 직전에 물을 많이 마시면 위가 물로 가득 차 밥맛을 잃고 식사를 제대로 하기 힘들다. 물은 아침에 일어났을 때와 식사 30분 전에 마시는 것이 가장 이상적이다. 30분 정도면 물이 위에서 장으로 이동하므로 식사에 별다른 지장을 주지 않기 때문이다. 1일 최소 물 필요량은 체중에 30~33을 곱한 것으로, 체중이 70킬로그램인 성인은 2.1~2.3리터의 물을 마시면 된다.

무엇보다 취침 전에는 물을 마시지 않는 것이 좋다. 잠들기 전에 물을 마시면 한밤중에 소변이 마려워 수면에 방해를 받는다. 갈증을 느끼면 잠들기 30분에서 1시간 전에 조금만 마신다. 또한 땀을 많이 흘리는 여름철에는 수분 손실이 많으므로 겨울보다 많은 수분이 필요하다. 하루에 필요한 물의 양은 계절에 따라, 개인에 따라 차이가 있을 수 있으므로 스스로 잘 판단하여 줄이거나 늘리면 된다.

여름에는 시원한 생수를, 겨울에는 따뜻한 물을 마시는 것이 좋다. 또 물은 천천히 마시는 것이 좋으며, 소량을 차분하게 음미하며 마시는 것이 좋다. 특히 위장 기능이 약하거나, 위하수, 위 무력증 혹은 위장 수술을 받은 사람은 천천히 마셔야 한다. 물도 씹어 마시면 좋다.

수분을 충분히 섭취하기 위해 물 대신 차나 커피를 마시는 사람이 종종 있는데, 카페인이 든 녹차나 커피, 알코올이 든 맥주 그리고 사이다나 콜라 같은 탄산음료는 이뇨작용이 있어서 많이 마실수록 체내 수분을 빼내는 역효과를 낸다. 이를테면 마시는 것보다 빠져나가는 양이 1.5배 정도 많아진다. 이는 혈액에 수분을 공급하기는커녕 오히려 탈수를 일으키는 원인이 되므로 음료수보다는 물을 섭취해야 한다.

물도 많이 마시면 살찐다는 사람이 있다. 그러나 신체 기능이 정상적이라면 물을 마신다고 해서 살이 찌지는 않는다. 물은 열량이 없다. 물론 많이 마시면 일시적으로는 체중이 늘겠지만, 심장과 신장 기능이 정상이라면 이뇨작용 때문에 곧 본래 체중으로 돌아올 것이다.

약이 되는 물, 독이 되는 물

물이 없으면 사람뿐 아니라 모든 생명체가 생명을 유지할 수 없다. 세포는 물을 받아들여 세포 속에 쌓인 노폐물이나 독소를 배출시키는데, 그렇지 못할 경우에는 쌓인 독소가 유전자를 손상시켜 암세포를 만들 수도 있다.

좋은 물은 환원력이 높은 환원수다. 환원력이 높은 물이란 물을 전기분해하여 이온화시켜 전자를 받아들인 상태의 물을 말한다. 수돗물은 염소를 투입하여 살균된 물이다. 물에 염소를 투입하면 활성산소가 발생하여 미생물을 죽이면서 자연스레 살균된다. 그러나 살균되는 한편 수돗물 자체까지 산화되어버린다는 맹점이 있다. 원래 활성산소는 몸에 들어온 각종 세균을 산화시켜 죽이는 유익한 작용을 한다. 따라서 활성산소는 우리 몸에 상당히 고마운 존재다. 그러나 너무 많이 생기면 몸의 세포까지 무차별적으로 공격해 산화시키고 파괴해버린다.

산화란 전자를 빼앗기는 것이다. 산화의 반대말은 환원이다. 환원은 전자를 받아들이는 것을 말한다. 산화력이 크다는 것은 다른 물질을 산화시키는 힘이 크다는 것이다. 깎아놓은 사과가 검게 변하거나 철이 산소와 반응하여 철이 녹슬고 부식되는 것도 산화다.

사과나 철이 전자를 빼앗김으로써 산화되는 것이다.

수돗물은 산화력이 상당히 높은 물이라서 정상세포의 유전자로부터 전자를 빼앗아 유전자에 손상을 주어 세포의 암화를 초래한다. 여기서 손상이란 정상세포가 산화되는 것을 뜻한다. 암은 정상세포의 유전자가 활성산소에 전자를 빼앗겨 돌연변이를 일으킴으로써 발생하지만, 유전자보다 활성산소에 전자를 더 빨리 내주는 환원력이 큰 물질이 있다면 암을 예방할 수도 있다. 따라서 환원력이 높은 물은 활성산소가 유전자에서 전자를 빼앗기 전에 활성산소에 더 빨리 전자를 내주기 때문에 유전자의 손상을 방지함으로써 암을 예방할 수 있도록 돕는다.

사람들은 흔히 멸균된 물을 안전하다고 생각하지만, 꼭 그렇지는 않다. 좋은 물이란 멸균된 물이 아니라 환원력이 높은 물이다. 수돗물에는 염소로도 죽지 않는 병균이 남아 있기도 한다. 세제, 화학비료, 제초제, 살충제의 출현으로 여러 독성 물질들이 물에 녹아들어 있을 수 있다. 해로운 물질을 제거해도 수돗물에는 여전히 염소나 화학물질 같은 안전하지 않은 물질이 남아 있다. 정수기를 통해 여과된 물은 수돗물에 함유된 잔류 염소나 화학물질이 어느 정도 제거된 상태이므로 비교적 안전하고 좋은 물이라 할 수 있다.

암 환자에게 좋은 알칼리 물

환원력이 높은 알칼리 물은 활성산소에 전자를 먼저 내주어 스스로 산화됨으로써 유전자의 산화를 막는다. 활성산소는 항산화제에 의해 환원되어 발암성을 잃는다. 따라서 알칼리 물은 암을 예방할 수 있으며, 화학적으로는 환원제라 할 수 있다. 알칼리 물은 활성산소를 제거하는 우리 몸의 청소부로서 신체가 알칼리성이 되도록 도와준다. 그렇기 때문에 알칼리 이온수는 모든 암 환자에게 아주 권장할 만하다.

그러나 알칼리 이온수를 마실 수 없고 좋은 샘물이나 적절한 급수 시스템에서 안전한 물을 공급받을 수 없다면 생수를 충분히 마시는 것이 좋다. 질병을 가지고 있거나 암 환자라면 정수해서 마시도록 한다.

자연 생수는 지역에 따라 차이가 있지만, 대체로 산소를 비롯하여 마그네슘, 칼슘, 철, 칼륨, 요오드 등 각종 영양소가 들어 있다. 땅속에서 솟아 나오는 물이나 주위가 깨끗한 바위 밑에서 솟아 나오는 물이 좋은데, 지표면에서 약 50센티미터 사이에는 무수히 많은 미생물이 살고 있고 이들이 물속 오염물질들을 처리하여 지하수를 깨끗하게 만들기 때문이다. 생수를 끓이면 우리 몸에 유익한 영양소들이 활성을 잃고 죽은 물이 되어버리므로, 그대로 마시는 것이 좋다.

　누구나 조금만 관심을 가지면 물 건강법을 생활에서 쉽게 활용할 수 있다. 좋은 물을 마시면 건강해진다는 말은 진리다.

스트레스 관리

고민이 많으면 육체에 병이 생긴다

현미식, 소식이 좋다는 것은 이미 상식이다. 규칙적인 식사와 현미식, 소식이야말로 건강을 유지하는 첩경이다. 그다음으로 환경적 요소가 중요하다. 지금까지 조사한 바에 따르면 맑은 공기, 깨끗한 물, 오염되지 않은 식품, 소식 등이 복합적으로 작용하여 장수 마을이 만들어졌다고 한다. 그러나 좋은 음식, 좋은 환경을 갖추었다고 해서 모두 건강해지고 장수할 수 있는 것만은 아니다. 그 밖에 더 중요한 것이 바로 스트레스를 잘 관리하는 것이다. 스트레스 때문에 현대인의 심신은 나날이 무너지고 있다.

의사도 전문 분야별로 수명이 다르다고 한다. 여러 전문 분야 가운데 정신과 의사의 수명이 가장 짧다는데, 직업과 관련된 스트레스가 원인이 아닌가 싶다. 이는 정신적 건강이 육체적 건강보다 우선한다는 뜻일 것이다. 즉, 마음의 안정이 건강에서 가장 중요한 요소임을 시사한다.

우리나라 국민은 평균 수명까지 산다면 남자는 3명 중 1명, 여자는 4명 중 1명이 암에 걸릴 수 있다고 한다. 또 최근 보건복지가족부 중앙암등록본부에서 발표한 암 발생 후 10년 생존율을 보면, 전체적으로 생존율이 증가한 것으로 나타났다. 이는 암에 걸릴 확률도 높아졌지만 반대로 생존할 확률도 높아졌다는 뜻으로, 암 때문에 치료를 받아야 하는 기간이 늘어나게 되었음을 의미한다.

암은 수술로 치료가 끝나지 않고, 수술한 뒤에도 지속적으로 치료를 받아야 한다. 게다가 가족들도 환자 간호에 얽매이게 되어 환자 본인은 물론이고 가족 모두에게 상당한 심적 부담을 주게 된다. 이 과정에서 치료의 어려움과 암으로 인한 두려움으로 인해 환자가 받는 스트레스는 엄청날 수밖에 없다.

스트레스란 정신과 육체가 내적·외적 요인으로 압박을 받아 불쾌하고 불안한 상태에 있는 것을 말한다. 즉, 어떤 일에 대해 내 몸이 반응하는 것이다. 정신이 불쾌하거나 불안하면 육체의 건강이 근본적으로 허물어지고 만다. 정신적으로 고민이 많아지면 육체에 병이 생길 수밖에 없다.

스트레스는 우리 삶의 일부이다. 온 세상이 갖가지 번뇌와 고통으로 가득 차 있기 때문이다. 따라서 자신의 의지와는 상관없이 스트레스를 받게 마련이다. 또한 마음대로 할 수 없을 때에도 스트레스는 생겨난다. 스트레스는 외부에서 받기도 하고 내부에서 생겨나기도 한다.

스트레스는 면역력을 떨어뜨리는데, 암은 이처럼 면역력이 떨어졌을 때 생긴다. 따라서 스트레스를 잘 관리하고 조절하는 것은 암을 예방하고 더 이상 암이 힘을 못 쓰게 하는 방법도 된다. 중요한 점은 스트레스를 완전히 없애는 것이 아니라 잘 관리하고 조절해서 오히려 힘이 되도록 하는 것이다. 모든 일이 사람 마음먹기에 따라 달라지듯이, 무슨 일이 일어나든 그 사건으로 인해 받는 스트레스를 어떻게 받아들이느냐에 따라 감당할 수 있는 일이 될 수도, 감당할 수 없는 일이 될 수도 있다.

"고통은 불가피하지만 괴로움은 선택이다"라는 말이 있다. 고통을 더 큰 괴로움으로 키우지 않고 있는 그대로 받아들여서 마음의 안정을 되찾아야 한다. 일단 어떤 사건이 일어나면 침착함을 유지하면서 차분하게 생각을 정리하고 긍정적인 대안을 떠올리는 것이 중요하다. 모든 문제를 해결 가능한 문제로 생각하고 위기를 기회로 삼는다면 현재 처한 상황에 대처하기가 훨씬 수월할 것이다. 문제에서 오랫동안 헤어나오지 못하면 절망만 깊어진다. 내일 일은 아무도 모른다. 다만 한 가지 확실한 게 있다면, 우리의 인생이 불확실성으로 가득하다는 것이다.

암을 치유하기 위해서는 스트레스를 스스로 관리하는 방법을 강구해야 한다. 불안에 초점을 맞추지 말고 계획을 세우고 목표를 설정한다. 암 진단을 받고 충격에 빠지지 않을 사람은 없다. 절망감은 상상할 수 없을 만큼 깊고, 스스로를 통제하기도 쉽지 않다. 평소에 죽음이나 암을 남의 일로 생각해왔다면 더욱 그럴 것이다. 이를 극복하기 위해서 스스로에게 유리한 쪽으로 바꾸어 생각해보자.

생존율이 낮다고 모든 환자가 죽는 것은 아니다. 생존율은 암의 성질이나 개인차를 고려하지 않은 통계적인 수치일 뿐이니, 자신에게 적용하지 말라. 암에도 기적이 존재한다. 말기 암 환자로 병원에서 포기한 환자인데도 생존해서 잘 살고 있는 사람도 얼마든지 있다. 절대로 포기하지 않으면 치유의 발전소가 가동하여 치유의 에너지가 나오고, 스스로를 치유할 수 있도록 도와준다.

긍정은 긍정을 낳는다

환자들 중에는 간혹 모든 일에 불만스러워하고 못마땅해하는 사람들이 있다. 필자도 심신이 지친 위중한 암 환자를 보면 마음이 참 아프다. 아마도 오랜 치료 과정을 거치며 여러 가지로 불만이 쌓이고 심신이 지쳐서 그런 것이리라.

행복과 불행, 만족과 불만족은 각자 개인이 처한 상황에 따라 달라지겠지만, 무엇보다도 그 상황을 바라보는 마음이 더 중요하지 않을까 생각한다. 긍정적인 생각이 긍정적인 결과를 가져온다. 미래에 대해 부정적인 생각보다는 긍정적인 희망을 갖고 능력이 닿는 범위에서 최선을 다한다면 성공으로 이어질 수 있다. 특히 어려운 상황, 극한 상황에 처할수록 주변을 탓하거나 불만을 갖지 말고 더욱 긍정적으로 생각해야 한다.

과학자들이 큰 물통에 쥐를 여러 마리 넣은 뒤 뚜껑을 닫고 빛을 차단했다. 그러자 통속에 갇힌 쥐들이 대개는 3분 만에 헤엄치기를 포기하고 죽어버렸다. 다음 실험에서는 모든 조건을 동일하게 하되 희미한 빛이 통 안에 스며들도록 했더니, 평균 36시간 이상을 헤엄치며 살아 있었다. 어둠 속에 갇힌 쥐는 살고자 하는 노력을 포기했지만, 한 줄기 빛에서 희망을 품은 쥐들은 750배나 되는 긴 시간 동안 절망적인 상황을 이겨낸 것이다. 그들의 목표는 오직 하나, 살아남는 것이었다.

희망을 가져라. 희망은 절망을 날려버린다. 명심할 점은 생명을 위협하는 병 앞에서는 긍정적인 투쟁 정신의 소유자가 살아남을 확률이 높다는 것이다.

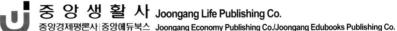

중앙생활사 Joongang Life Publishing Co.
중앙경제평론사│중앙에듀북스 Joongang Economy Publishing Co./Joongang Edubooks Publishing Co.

중앙생활사는 건강한 생활, 행복한 삶을 일군다는 신념 아래 설립된 건강·실용서 전문 출판사로서
치열한 생존경쟁에 심신이 지친 현대인에게 건강과 생활의 지혜를 주는 책을 발간하고 있습니다.

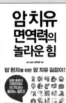

암 치유 면역력의 놀라운 힘

초판 1쇄 인쇄 | 2021년 3월 15일
초판 1쇄 발행 | 2021년 3월 20일

지은이 | 장석원(SeokWon Jang)
펴낸이 | 최점옥(JeomOg Choi)
펴낸곳 | 중앙생활사(Joongang Life Publishing Co.)

대   표 | 김용주
책임편집 | 한 홍
본문디자인 | 박근영

출력 | 한영문화사 종이 | 한솔PNS 인쇄·제본 | 한영문화사

잘못된 책은 구입한 서점에서 교환해드립니다.
가격은 표지 뒷면에 있습니다.

ISBN 978-89-6141-268-1(03510)

등록 | 1999년 1월 16일 제2-2730호
주소 | ㉾ 04590 서울시 중구 다산로20길 5(신당4동 340-128) 중앙빌딩
전화 | (02)2253-4463(代) 팩스 | (02)2253-7988
홈페이지 | www.japub.co.kr 블로그 | http://blog.naver.com/japub
페이스북 | https://www.facebook.com/japub.co.kr 이메일 | japub@naver.com
♣ 중앙생활사는 중앙경제평론사·중앙에듀북스와 자매회사입니다.

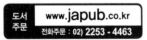

도서
주문 www.japub.co.kr
전화주문 : 02) 2253 - 4463

중앙생활사에서는 여러분의 소중한 원고를 기다리고 있습니다. 원고 투고는 이메일을 이용해주세요.
최선을 다해 독자들에게 사랑받는 양서로 만들어 드리겠습니다. **이메일** | japub@naver.com